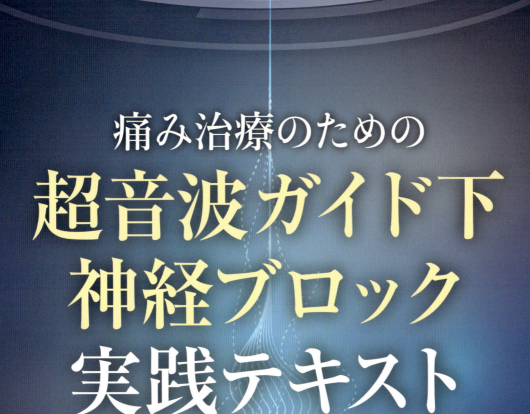

痛み治療のための
超音波ガイド下神経ブロック実践テキスト

編集
齊藤 洋司　奥田 泰久

南江堂

■編　集

齊藤　洋司	さいとう ようじ	島根大学医学部麻酔科学講座　教授
奥田　泰久	おくだ やすひさ	獨協医科大学越谷病院麻酔科　教授

■執　筆（執筆順）

横井　信哉	よこい のぶや	島根大学医学部麻酔科学講座
佐倉　伸一	さくら しんいち	島根大学医学部附属病院手術部　教授
蓼沼　佐岐	たでぬま さき	島根大学医学部麻酔科学講座
大路奈津子	おおじ なつこ	長崎労災病院麻酔科
朴　　基彦	ぱく きおん	ぱくペインクリニック　院長
西江　宏行	にしえ ひろゆき	川崎医科大学附属病院麻酔集中治療科　医長
平川奈緒美	ひらかわ なおみ	佐賀大学医学部附属病院ペインクリニック・緩和ケア科　診療教授
新堀　博展	しんぼり ひろのぶ	緩和会横浜クリニック　院長
加藤　　実	かとう じつ	日本大学医学部麻酔科学分野　診療教授
山本　兼二	やまもと けんじ	旭川医科大学医学部麻酔・蘇生学講座
間宮　敬子	まみや けいこ	信州大学医学部附属病院信州がんセンター緩和部門　教授
小野寺美子	おのでら よしこ	旭川医科大学医学部麻酔・蘇生学講座
阿部　展子	あべ のぶこ	札幌禎心会病院麻酔科/ペインクリニック外科
原田　修人	はらだ しゅうと	旭川ペインクリニック病院
深澤　正之	ふかざわ まさゆき	佐久総合病院ペインクリニック科　医長
安部洋一郎	あべ よういちろう	NTT東日本関東病院ペインクリニック科　部長
上島　賢哉	かみじま けんや	NTT東日本関東病院ペインクリニック科　医長
小野ゆき子	おの ゆきこ	東北大学大学院医学系研究科麻酔科学・周術期医学分野
山内　正憲	やまうち まさのり	東北大学大学院医学系研究科麻酔科学・周術期医学分野　教授
吉田　明子	よしだ あきこ	東北医科薬科大学医学部手術部　講師
中谷　俊彦	なかたに としひこ	島根大学医学部緩和ケア講座　教授
千葉　聡子	ちば さとこ	東北大学大学院医学系研究科麻酔科学・周術期医学分野
臼井　要介	うすい ようすけ	水谷痛みのクリニック
深澤　圭太	ふかざわ けいた	京都府立医科大学大学院医学研究科疼痛・緩和医療学教室　学内講師
寺田　仁秀	てらだ よしひで	おおさと痛みのクリニック　院長
中本　達夫	なかもと たつお	関西医科大学医学部麻酔科学講座　教授（区域麻酔）

序文

痛みの治療は全ての医療分野において重要であり，その目標は痛みを緩和することでその人らしい生活を支えることであると広く認識されるようになった．人々の生活の質を維持・向上させるための痛み治療は，チーム医療による多面的なアプローチが基本となる．「Decade of Pain」を起点に，痛みの制御機構の研究成果は臨床現場に新しい痛み治療薬を導入させた．薬物治療の向上とともに，技術の進歩は神経ブロックの環境を大きく変え，飛躍的な発展に導いた．超音波ガイド下神経ブロックの登場である．神経ブロックは侵害刺激の入力を直接遮断するという点で強力な痛み治療のツールである．しかし，体表面の解剖学的所見から神経ブロックを行うランドマーク法，X線透視下に行うブロックなど従来の神経ブロックは習得が難しく，施行できる医師や施設も限られていた．

手術麻酔においても，末梢神経ブロックの有用性は周知でありながら，同様の課題からその応用は限られていた．超音波診断装置の目覚ましい進歩により，手術室での超音波ガイド下神経ブロックは飛躍的に普及した．その研究成果も急増し，超音波ガイド下神経ブロックの有用性・安全性を支えるエビデンスを提供し，さらなる発展へと繋がる好循環といえる．神経ブロックの有用性と適応は，痛み治療の現場においてはより高く，より広い．手術麻酔に応用される末梢神経ブロックの確立・普及から，痛み治療への応用が大いに期待される．痛み治療において対象となる末梢神経ブロックは麻酔と比較して圧倒的に多い．また，治療と同時に診断に貢献するという特徴もある．

このような背景からか，麻酔に応用する超音波ガイド下神経ブロックに関しては多くの教科書があるものの，痛み治療のための神経ブロックに関してはほとんどない．本書は手技の実際をわかりやすく解説し，ベッドサイドにおいて活用していただくことを目的として企画・構成している．各論となる神経ブロックの項目では，頭部領域4ブロック，頸部領域4ブロック，上肢領域8ブロック，体幹領域10ブロック，下肢領域14ブロック，全身領域1ブロックと計41ブロックを網羅している．実践書としての役割に重点を置き，各神経ブロックについて，解剖，適応，合併症，ブロック手技の構成としている．各神経ブロックに共通する項目は重複を避け総論にまとめている．ブロック施行前の解剖をしっかり確認し，器具等の準備を行う．実際の手技の手順詳細を，実践の助けとなるよう解剖図，超音波画像，それに一致する画像解説を基本セットとして記載している．

本書は，痛みの治療・診断に活用できる基本的な手技から最新の手技の大部分を収めており，日常診療に大いに貢献するものと確信している．全ての神経ブロックや各ブロックにおける全てのアプローチを載せているわけではないが，急速に進歩していく超音波ガイド下神経ブロック領域において，本書が基盤となるテキストとしての役割を果たし，さらなる手技の向上，改善，新しい神経ブロック手技の導入，発展の起点となれば幸いである．

2017年6月

編者を代表して
齊藤　洋司

目次

総論

1. 超音波診断装置 …………………………………………… 横井信哉・佐倉伸一 2
2. 超音波プローブとブロック針 ……………………………… 横井信哉・佐倉伸一 10
3. 神経ブロックに必要な物品 ………………………………… 横井信哉・佐倉伸一 14
4. 基本的手技 …………………………………………………… 蓼沼佐岐・佐倉伸一 18
5. 神経ブロックに伴う副作用・合併症 ……………………… 蓼沼佐岐・佐倉伸一 21

各論

I 頭部領域

1. 前頭神経ブロック …………………………………………… 大路奈津子・朴 基彦 26
2. 眼窩下神経ブロック ………………………………………… 大路奈津子・朴 基彦 29
3. オトガイ神経ブロック ……………………………………… 大路奈津子・朴 基彦 33
4. 後頭神経ブロック …………………………………………………………… 西江宏行 36

II 頸部領域

1. 星状神経節ブロック ………………………………………………………… 平川奈緒美 42
2. 頸神経叢ブロック …………………………………………………………… 平川奈緒美 49
3. 神経根ブロック ……………………………………………………………… 新堀博展 53
4. 椎間関節ブロック …………………………………………………………… 新堀博展 60

III 上肢領域

1. 腕神経叢ブロック（斜角筋間ブロック） ……………………………………… 加藤 実 66
2. 肩甲上神経ブロック ………………………………………………………… 新堀博展 69
3. 肩峰下滑液包内注入 ………………………………………………………… 新堀博展 74
4. 筋皮神経ブロック …………………………………………… 山本兼二・間宮敬子 79
5. 橈骨神経ブロック ………………………………………… 小野寺美子・間宮敬子 83
6. 正中神経ブロック …………………………………………… 阿部展子・間宮敬子 88
7. 尺骨神経ブロック …………………………………………… 原田修人・間宮敬子 93
8. 腋窩神経ブロック …………………………………………………………… 間宮敬子 98

IV 体幹領域

1. 肋間神経ブロック　　　深澤正之・安部洋一郎　102
2. 椎間関節ブロック　　　上島賢哉　106
3. 傍脊椎神経ブロック　　　深澤正之・安部洋一郎　110
4. 神経根ブロック（胸椎）　　　新堀博展　114
5. 硬膜外ブロック　　　小野ゆき子・山内正憲　119
6. 腹直筋鞘ブロック　　　吉田明子・山内正憲　124
7. 腰神経叢ブロック　　　中谷俊彦　130
8. 仙腸関節ブロック　　　上島賢哉　135
9. 経仙骨孔ブロック　　　千葉聡子・山内正憲　139
10. 陰部神経ブロック　　　安部洋一郎　143

V 下肢領域

1. 股関節ブロック　　　臼井要介　150
2. 大腿神経ブロック　　　深澤圭太　155
3. 外側大腿皮神経ブロック　　　深澤圭太　159
4. 伏在神経ブロック　　　深澤圭太　164
5. 閉鎖神経ブロック　　　深澤圭太　167
6. 坐骨神経ブロック　　　寺田仁秀　171
7. 梨状筋ブロック　　　臼井要介　176
8. 膝関節内注入　　　臼井要介　182
9. 総腓骨神経ブロック　　　中本達夫　188
10. 脛骨神経ブロック　　　中本達夫　192
11. 後脛骨神経ブロック　　　中本達夫　196
12. 浅腓骨神経ブロック　　　中本達夫　199
13. 深腓骨神経ブロック　　　中本達夫　202
14. 腓腹神経ブロック　　　中本達夫　205

VI 全身領域

1. トリガーポイント注射　　　中谷俊彦　210

索　引　　　213

謹告　著者ならびに出版社は，本書に記載されている内容について最新かつ正確であるよう最善の努力をしております．しかし，薬の情報および治療法などは医学の進歩や新しい知見により変わる場合があります．薬の使用や治療に際しては，読者ご自身で十分に注意を払われることを要望いたします．　　　株式会社　南江堂

総論

1. 超音波診断装置
2. 超音波プローブとブロック針
3. 神経ブロックに必要な物品
4. 基本的手技
5. 神経ブロックに伴う副作用・合併症

総論

1. 超音波診断装置

　末梢神経ブロックに超音波がはじめて利用されたのは1978年のことである．La Grangeら[1]は，超音波ドプラ血流計を用いて鎖骨下動脈の位置を確認し，これをランドマークとして腕神経叢ブロックを行った．

　1980年代後半になって，現在頻用されている2次元超音波診断装置が末梢神経ブロックに応用され始めた．Tingら[2]が腕神経叢ブロック（腋窩アプローチ）を行い，局所麻酔薬の広がりを超音波画像で確認している．その後，神経が超音波画像上で同定できることが報告された．Kapralら[3]が1994年に発表した論文では，神経を描出しながら腕神経叢ブロック（腋窩および鎖骨上アプローチ）を行ったことが報告されている．しかし，この時使用された超音波の周波数は5～7.5 MHzと低く，現在の超音波画像と比較すると画質は悪く神経の同定はかなりむずかしかった．残念ながら，当時の超音波診断装置では，浅部の神経ブロックを普及させるレベルも持ち合わせていなかった．

　しかし，その後の超音波診断装置の技術進歩は，浅部組織のみならず深部の描出能力を向上させた．さらに近年，易操作性の携帯型機器も発表され，超音波ガイド下末梢神経ブロックは急速に広まってきた．本項では，最新の超音波診断装置が有する機能の中から，神経ブロックに必要な知識を概説する．

A 超音波診断装置の構成

　超音波診断装置の基本的な構成は，装置全体の送受信を制御する回路，プローブ先端の振動子にパルス電圧を加える送信回路，超音波を生体内に送信し戻ってくる反射エコーを受信するプローブ，エコー信号を処理する受信回路，処理された信号をモニター画面に表示する画像処理回路とモニターなどからなる[4]．超音波診断装置は使用用途に応じてさまざまな機種が存在するが，神経ブロック領域では携帯可能で操作の簡単な小型の機器（図1）を用いると便利である．超音波ガイド下神経ブロッ

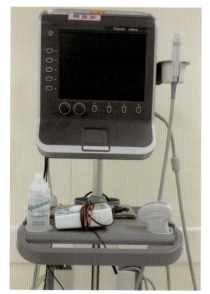

図1　神経ブロック専用の超音波診断装置

クの際には，Bモードを用いる．

B B（brightness）モード

　Bモードとは，エコーの振幅の大きさの変化を明るさの強弱で表す表示方法である．

　Bモードでは，実際に生体を断面で切断した時の様子に近い2次元画像を得ることができる．その断層画像は，超音波のさまざまな深さからの反射エコーの振幅の大きさの変化を輝点の明るさの変化として表現し，反射エコーが得られるまでの時間の情報から深さが計算されている．プローブを移動させることで，目的とする任意の断層像を得ることができる．

C 音波の性質[5]

　生体は，その成分の約70～80％が水である．音波が水を多く含む媒質中を伝播する場合，音波の伝わり方は縦波（粗密波）である．粗と密の繰り返しを周期といい，

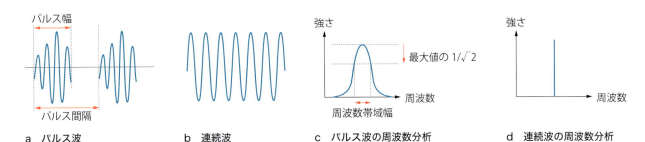

図2 パルス波と連続波（a, b）およびそれぞれの周波数分析（c, d）
a, b：パルス波の持続時間は短くさまざまな周波数の波を含んでいる．連続波は周期と振幅が一定の波である．
c, d：パルス波と連続波の周波数分析（横軸は周波数，縦軸は含まれている周波数成分の強さ）．強さの最大値の$1/\sqrt{2}$となるところの幅を周波数帯域幅と呼ぶ．パルス波ではさまざまな周波数成分を含んでいるが，連続波では単一の周波数成分のみからなる．

［文献4より］

1秒間に繰り返す波の数を周波数と呼ぶ．音波が伝わっていく速さがわかると，1周期に要する時間とその長さ（波長）がわかる．周波数（f），波長（λ）と音速（c）の関係は次式で表される．

$$c = \lambda f$$

音を伝える物質がかわると音速がかわる．音速は，音を伝える物質の弾性率と密度で決まる．$c = \sqrt{弾性率/密度}$である．周波数や波長がかわっても音速はかわらない．

D 超音波

音とは空気の振動とその伝播である．人の耳に聞こえる音を可聴音と呼び，その周波数は20〜20 kHzである．周波数が高く人の耳では聞こえない音を超音波と呼ぶ[6]．超音波の定義は，日本工業規格（JIS規格）で周波数が20 kHz以上の音波とされている．医療用に用いられる超音波はさらに周波数が高く，1〜数十MHzの周波数であることが多い．超音波を用いて生体内部の断層像を得るためには，超音波を必要な方向に伝播させて（指向性を持たせて）超音波のビームを絞り，周波数を高めて分解能を高める必要がある．

E 超音波の発生（圧電効果）

圧電効果とは，ある物質に機械的な力を加えると電圧が生じることをいう[6]．逆に圧電効果のある材料は，電圧をかけると変形する．圧電効果を示す材料を圧電材料と呼び，圧電材料を用いると，機械的なエネルギーと電気的なエネルギーを相互に変換することが可能となる．超音波を発生させる際にはパルス波を用いて圧電材料を振動させている．振動を起こすものを振動子という．

F パルス波と連続波（図2）

超音波ガイド下神経ブロックで用いる波の種類は，パルス波である[4]．パルス波は持続時間の短い波で，一定の時間ごとに超音波診断装置から繰り返し送受信される．パルス波の持続時間をパルス幅，パルス波からパルス波までの時間をパルス間隔，1秒間に繰り返されるパルス波の数をパルス繰返し周波数という．パルス波はさまざまな周波数成分を含んでおり，周波数帯域幅は広くなる．

生体内にパルス波を送信すると，さまざまな深さの組織境界からの反射エコーを受信できる．反射エコーが受信されるまでの時間を測定すると，どの深さからの反射エコーかを知ることができる．生体内を伝播する音の速さは，正確には，各部位で組織の密度や体積弾性率が少しずつ異なるため変化している．しかし，超音波診断装置では生体中での音速が一定であると仮定し，JIS規格で定められた生体中の平均音速1,530 m/sを用いて超音波画像を作成している．

一方，周期と振幅が一定な波を連続波という．連続波では組織境界から反射エコーがどの深さからの反射エコーか識別できないため，断層像を得ることができない．

G 反射と通過[5]

超音波は，音響インピーダンスが異なる2つの媒質の境界で一部分は反射し，残りは通過する．この性質を利用して超音波画像を得ている．音響インピーダンス（Z）は音を伝える物質の密度（ρ）と音速（c）の積，$Z = \rho c$で表される．

音圧反射率（R）は，$R = Z2 - Z1/Z2 + Z1$で表される．超音波がよく反射するのは音響インピーダンスの差が

表1 身体を構成する代表的な成分の音響インピーダンス

伝播媒質	$Z=\rho c$ (kg/m²·s)×10⁶	ρ (kg/m³)
空　気	0.000408	1.2
肺	0.62	400
脂　肪	1.35	920
水	1.52	1,000
血　液	1.62	1,060
肝　臓	1.64〜1.68	1,060
筋　肉	1.65〜1.67	1,070
脳	1.55〜1.66	1,030
脾　臓	1.65〜1.67	1,060
腎　臓	1.62	1,040
骨	3.75〜7.83	1,380〜1,810

［文献5より］

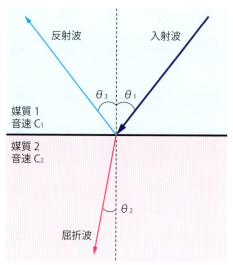

図3　屈折
入射波が伝播する媒質1の音速を C_1，屈折波が伝播する媒質2の音速を C_2 とし，入射角を θ_1，屈折角を θ_2，反射角を θ_3 とすると，次式の関係（スネルの法則）が成り立つ．
$\sin\theta_1/C_1 = \sin\theta_2/C_2 = \sin\theta_3/C_1$

［文献6より］

大きい境界であるが，生体内の軟部組織ではその差は小さい．比較的大きな音響インピーダンスの変化がある組織境界でも，反射率は1％にも満たない．生体内での超音波は，空気や骨などを除き各臓器や組織境界での反射はごくわずかで，ほとんどは生体中を伝播する過程で吸収され減衰し，消失する．身体を構成する代表的な成分の音響インピーダンスを表1に示す．

H 屈　折（図3）

音速の異なる媒質の境界に超音波が入射すると屈折が起きる[6]．屈折の程度は，音を伝える媒質の音速比によって決まる．

I 減　衰

減衰とは，超音波の音圧が伝播の過程で組織への吸収，小さな反射源での散乱，反射などにより弱くなっていくことをいう[4]．生体中では吸収減衰が多く，吸収されたエネルギーは熱になる．減衰の程度は距離と周波数に依存しており，生体軟部組織の減衰係数は，およそ1 dB/cm・MHzである．より距離が遠く，より周波数が高いほど減衰しやすい（周波数依存減衰）．

J 超音波診断装置の描出設定[7〜10]

超音波ガイド下神経ブロックを確実かつ安全に行うためには，良質な超音波画像が必要である．超音波診断装置を使用する際に調節が必要となる項目を以下に述べるが，ブロックを行う処置台の高さの調節，患者の痛みに配慮しながらブロックに適した体位を保持すること，部屋の明るさを調節し超音波画像がみえやすくすることが大切である（「総論4．基本的手技」を参照）．

1 周波数

周波数の調節は，装置本体からの送信周波数の調節とプローブの種類を変更することで行う．周波数は，超音波ビームの直進性と減衰および分解能に影響する．超音波ビームは周波数が高いほど直進性・分解能に優れ，より深い部分まで拡散せずに到達する．

分解能（距離分解能と方位分解能）と周波数の関係は以下のようになる．

距離分解能：超音波ビーム方向に並んだ2点を2つと識別する能力である．距離分解能 ΔX はパルス幅により決まり，パルス幅 $n\lambda$ の1/2と定義される．$\Delta X = n\lambda/2$．距離分解能を向上させるには，波長 λ を短く（周波数を高く），パルス幅を短くする．

方位分解能：超音波ビームと直角方向に並んだ2点を2つと識別する能力である．方位分解能はビーム幅によって決まり，ビームの太さ d の1/2と定義される．焦

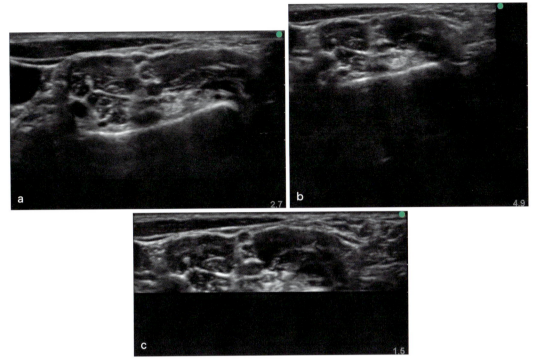

図4　視野深度調整による画像の違い（斜角筋間で観察した腕神経叢）
a：適切な視野深度設定（神経はほぼ中央に位置），b：視野深度を深く設定した場合，c：視野深度を浅く設定した場合．

点における方位分解能 ΔY は $\Delta Y = d/2 ≒ 1.22\lambda/Dx$, λ：波長，x：距離，D：振動子の直径で決まる．方位分解能を向上させるには，振動子の直径を大きく，波長を短く（周波数を高く）すればよい．ビームの太さが深さによって異なる場合は，方位分解能も深さにより異なる．

分解能を上げるには，超音波の中心周波数を高くして波長を短くすればよい．しかし，生体内を伝播する超音波は高い周波数になるほど急激に減衰し，到達深度が浅くなる性質を持つ．また，送信する超音波のエネルギーを大きくすれば生体中でのエネルギーの吸収が増え，生体への影響が無視できなくなる．

以上の特徴を考慮し，目的とする神経の深さによって，分解能と減衰の兼ね合いから適切な周波数（送信周波数とプローブの周波数）を選択する必要がある．浅部のブロックには高い周波数を，深部のブロックには低い周波数を選択する．

2　視野深度（デプス）

モニター画面に表示する画像の深さや大きさを調節する機能である（図4）．ブロックを行う神経が画面中央に位置し，もっとも解像度のよい画像が得られるように調節するとよい．視野深度が浅いと，超音波の送受信に必要とする時間が短くなり，滑らかな動画となり画質が向上する．一方，浅くしすぎると深部の血管や重要臓器を見落とす可能性がある．

3　ゲイン

受信されたエコー信号は対数増幅された後，強すぎる信号とノイズとされるある程度弱い信号をカットして，必要な範囲の信号をモニターに表示している．ゲインはモニター画面の輝度を調節する機能である（図5）．ゲインを下げると弱い信号は表示されず，全体的に暗い画像となる．ゲインを上げると弱い信号も表示されるが，強い信号は最大輝度に飽和し全体的に明るい画像となる．目的とする神経と筋肉や結合組織を識別できるように調節する．

4　sensitivity time control（STC）

一様な明るさの超音波断層画像を得ることは，画質にとって重要である．しかし，一般に超音波の伝播過程で生体内での減衰は深いところほど大きいため，深部は十分な輝度で表示されない．この現象への対応として，深さに応じて減衰を補正し，画面全体で一様な明るさの画像を得る方法がSTC機能である．超音波を送信した直後から，時間に比例して受信感度を徐々に上げていくことによって減衰の補正を行う（図6）．

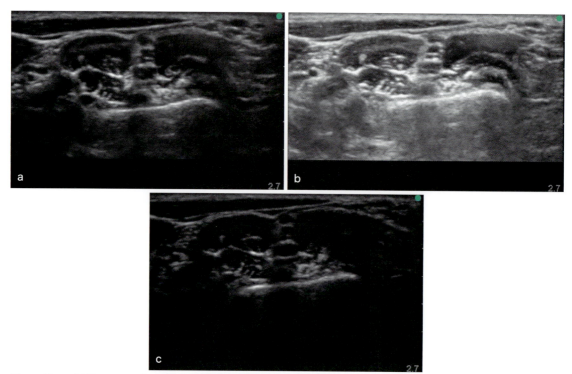

図5 ゲイン調整による画像の違い（斜角筋間で観察した腕神経叢）
a：ゲインを最適化した時の画像，b：ゲインを上げた時の画像，c：ゲインを下げた時の画像．

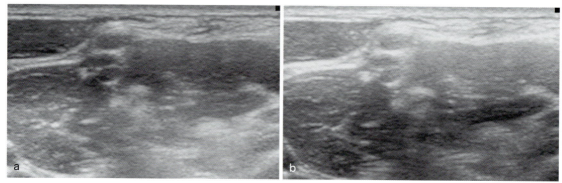

図6 STC調整による画像の違い（斜角筋間で観察した腕神経叢）
a：画面下部にSTCを用いた画像，b：画面上部にSTCを用いた画像．

5 ダイナミックレンジ

　生体はさまざまな組織から構成されており，それらの境界から得られるエコー信号の強度の範囲は広い幅を有する．モニターに表示する信号の範囲をダイナミックレンジという．ダイナミックレンジを広くすると広い範囲の信号をモニターに表示できるが，モニターの輝度差が少なく微妙なエコーが表現されない，いわゆる軟らかい画像になる．ダイナミックレンジを狭くすると，ある部分の信号を大きな輝度差でモニターに表示できる，いわゆる硬い画像になる（図7）．

6 焦点

　プローブから送信される超音波ビームの密度がもっとも高くなる点を焦点という．各振動子にパルス電圧を加えるタイミングを変化させることで，焦点の深さをかえることができる（図8）．焦点において方位分解能が最良となることから，神経の深さに焦点を設定するとよい．神経ブロック専用の携帯型超音波診断装置では自動で焦点調節されるものが多い．据え置き型の超音波診断装置では焦点位置を自由に変更可能である．

　また，パルス波を送信するとさまざまな深さからの反射エコーが得られるが，受信のタイミングを調節し焦点を順次変化させることで，時相のそろった信号を受信す

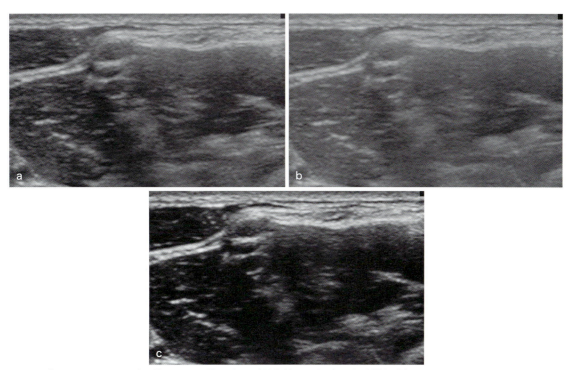

図7　ダイナミックレンジ調整による画像の違い（斜角筋間で観察した腕神経叢）
a：最適の条件で観察した画像，b：ダイナミックレンジを広くした時の画像，c：ダイナミックレンジを狭くした時の画像．

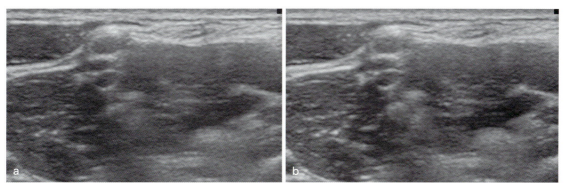

図8　焦点調整による画像の違い（斜角筋間で観察した腕神経叢）
a：焦点を神経の深度に設定，b：焦点を神経より深く設定．

ることが可能（ダイナミックフォーカス）となる．また，目的とする神経の深さに応じて，反射エコー信号を受信する振動子の口径を変化させる可変口径法もある．

7 プリセット

神経ブロックを安全かつ確実に行うためには，明瞭な超音波画像が必要となる．しかし，そのために前述したような多くの設定の調節を，すべての患者に対してブロックごとに行うのは煩雑である．したがって，各手技を行うのに最適となるようあらかじめ設定されたプリセット機能を用いれば簡便である．個人差があるため，多少の調節（主に視野深度とゲイン）は必要である．

8 カラードプラ法

最近の超音波診断装置では，断層画像に血流を表示できるものが普及している（図9）．血流の表示にはドプラ効果を応用している．血流からの反射エコーの周波数はドプラ効果のため変化するが，この周波数の変化から血流の速度と方向がわかる．一般的には，Bモード画面にリアルタイムで血流を表示するカラードプラが用いられている．プローブに近づく平均血流速を赤色成分に，遠ざかるものを青色成分に，乱流を緑色成分で表示する．神経ブロック中に血管穿刺を避けるために，必須の機能である．

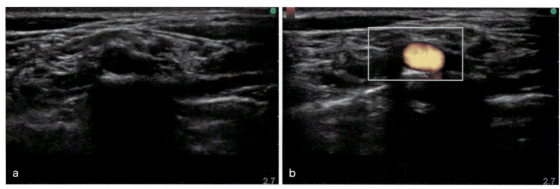

図9 血流のカラードプラ表示（鎖骨上で観察した腕神経叢）
a：Bモード画像，b：カラードプラを用いて鎖骨下動脈の血流を表示．

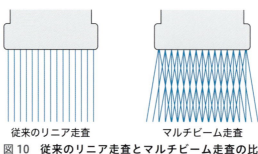

図10 従来のリニア走査とマルチビーム走査の比較
マルチビーム走査では斜め方向にも超音波ビームが照射される．超音波画像の中央部分では走査線密度が高くなり，画質が向上しアーチファクトが少なくなる．

［文献11より］

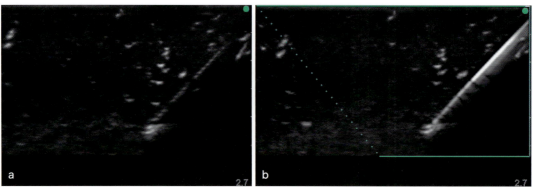

図11 針強調描出機能
a：針強調描出機能 off，b：針強調描出機能 on．
寒天ファントムに45°でブロック針を刺入した時の針強調描出機能の有無による超音波画像の違い．針強調描出機能を用いると，刺入角度が大きい場合でも針の視認性が改善する．

9 マルチビーム機能（MB機能）（図10）[11]

　従来のリニア走査プローブでは，超音波ビームは平行に直線状に生体内に伝播する．MB機能を用いれば，超音波ビームは斜め方向にも走査され，それぞれエコー情報が得られる．これらの情報から合成画像をつくり，モニター上に表示する機能である．従来の方式と比較して，走査線密度の高くなる画像中央部分でアーチファクトを抑えて画質を向上させる特徴がある．

10 針強調描出機能（図11）

　最近の超音波診断装置は，マルチビーム機能を有する機種が多く，さまざまな方向に超音波を送受信している．受信される超音波のうち，斜め方向への超音波をより多く送受信させることによって針の描出を強調する機能がある．40°以上の角度で刺入されると通常は針が描出されにくくなるが，この機能を用いることで針と超音波の伝播方向が垂直に近くなり針の描出が改善される．

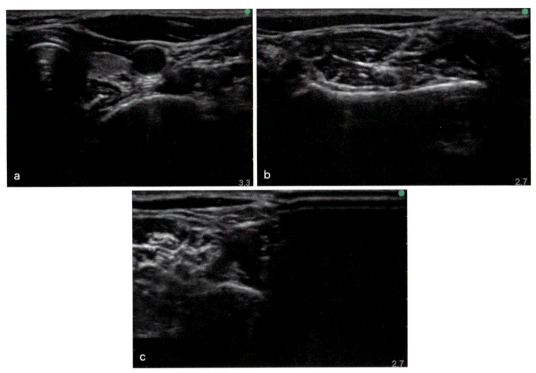

図12　代表的なアーチファクトの超音波画像
a：後方エコー増強．減衰係数が小さい血管（総頸動脈）の後方が高輝度に描出されている．
b：音響陰影．減衰係数の大きい骨（第1肋骨）の後方が描出されない．
c：プローブの接地不良．プローブと生体の接地不良によって，間に空気が介在しエコー画像が欠けている．

L global positioning system（GPS）機能

　磁力を用いて針と超音波画像を融合し，ブロック針の予測進路を画像上に表示する機能である．平行法でも交差法でも利用でき，針の進行方向をリアルタイムに修正することが可能である．利点として，正確性や経験を必要とする手技が向上する，刺入前に安全な穿刺ルートが計画できる，穿刺ルートに方向性や角度の制限がないなどの特徴を持つ．欠点として，磁場が発生しやすい環境ではGPS機能が働かない，ターゲットマークが示す範囲が不明瞭であるなどの問題もある．

M アーチファクト

　超音波の反射や屈折，散乱，減衰などの影響で超音波画像に実際には存在しないものが表示されたり，実際とは異なった場所に表示されたり，異なった輝度で表示されたりすることをアーチファクトという．プローブの位置を少し変化させることでアーチファクトかどうか判断できることがある．代表的なアーチファクトを図12に示す．

文献

1) La Grange PDP et al：Application of the Doppler ultrasound bloodflow detector in supraclavicular brachial plexus block. Br J Anaesth **50**：965-967, 1978
2) Ting PL et al：Ultrasonographic study of the spread of local anaesthetic during axillary brachial plexus block. Br J Anaesth **63**：326-329, 1989
3) Kapral S et al：Ultrasound-guided supraclavicular approach for regional anesthesia of the brachial plexus. Anesth Analg **78**：507-513, 1994
4) 甲子乃人：1章 物理性質．2章 原理と方式．超音波の基礎と装置 四訂版，ベクトル・コア，東京，p6-13, p30-33, p50-51，2013
5) 伊東正安ほか：2．超音波の性質．超音波診断装置，コロナ社，東京，p6-14, 2002
6) 谷村康行：音波と超音波．超音波の発生．圧電効果．絵とき「超音波技術」基礎のきそ，日刊工業新聞社，東京，p13-15, p45-46, p180-187, 2007
7) 菅原基晃ほか：3．超音波診断装置．5．アーチファクトと画像の劣化．新超音波医学第1巻医用超音波の基礎，日本超音波医学会（編），医学書院，東京，p47-68, p88-98, 2000
8) 豊田浩作ほか：第3章 超音波の基礎知識．周術期超音波ガイド下神経ブロック，第2版，佐倉伸一（編），真興交易医書出版部，東京，p43-59, 2014
9) 甲子乃人：1章 物理性質．3章 装置の調節．超音波の基礎と装置 四訂版，ベクトル・コア，東京，p40-47, p94-103, 2013
10) Macfarlane AJR et al：Essential knobology for ultrasound-guided regional anesthesia and interventional pain management. Atlas of Ultrasound-Guided Procedures in Interventional Pain Management, ed by Narouze SN, Springer, New York, p21-33, 2011
11) Entrekin RR et al：Real-time spatial compound imaging in breast ultrasound：technology and early clinical experience. Medicamundi **43**：35-43, 1999

2. 超音波プローブとブロック針

A 超音波プローブ

プローブの役割は，①超音波診断装置からの電気信号によって超音波を発生させること（圧電振動子），②超音波を生体内に伝播させること，③反射してきた超音波信号を電気信号に変換すること，④超音波診断装置に送信することである．

1 超音波プローブの構造（図1）[1～4]

超音波を発生させる圧電振動子は，機械的エネルギー（振動）と電気的エネルギー（電圧）を相互に変換できる性質を持っている（圧電効果・逆圧電効果）．超音波は振動子の前後両面から発生する．振動子後面からの超音波を吸収し，振動を抑えるためにバッキング（振動子後方に設置される音響吸収材）を設置する．振動子の支持や放熱効果もバッキングの役割である．一方，前面では超音波を生体内に効率よく伝播する（音響インピーダンスの差を小さくし反射を少なくさせる）目的で整合層が設けられる．整合層と生体との間には，超音波ビームのフォーカスを絞るためレンズを用いている．

神経ブロックを行う時には，数MHz～数十MHzの広い範囲の周波数の中から，目的とする神経の深さに応じて適した周波数のプローブを選択する．

2 ビーム走査方式[1,5]

超音波ガイド下神経ブロックでは，ブロックの部位に合わせて主に2つの方式が用いられる（図2）．

a リニア走査

直線上にビームを走査する方式である．各ビームの密度は場所によらず一定であり，均一な超音波画像が得られる特徴がある．しかし，体表との接触面を確保しなければならず，ブロックの部位や体格の小さい成人や小児では使用上の制限となることがある．サイドローブが出にくいことから，相対的に高周波の超音波を用いることが可能となり，浅部の神経ブロックに用いられる．

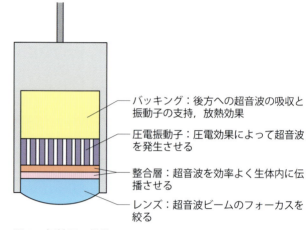

図1 探触子の構造

［文献1～4より］

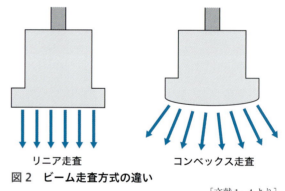

図2 ビーム走査方式の違い

［文献1～4より］

b コンベックス走査

曲線上でビームを走査する方式である．この方式では，体表から遠い部位まで広い範囲の超音波画像が得られる特徴がある．リニア走査に比較してサイドローブが生じやすい欠点がある．深部の神経ブロックに用いられる．

なお，リニア走査・コンベックス走査ともに，サイズの小さな探触子も商品化されている．従来のものよりやや画質が劣る欠点はあるが，エコーウィンドウの狭い小柄な患者や小児でも超音波ガイド下神経ブロックが可能となっている（図3）．

3 新しい機能を備えた超音波プローブ

a ケーブルレスプローブ

超音波診断装置と探触子の間には，超音波送受信のタイミングの制御やエコー信号の送受信にケーブルが必要である．しかし，ケーブルは操作性（ケーブルの長さによってプローブが動く範囲が制限される．ケーブルのねじれによってプローブの回転操作がスムースに行いにくい．ケーブルの重さによって特に曲面での固定性が悪くなる）や清潔維持の観点（ブロックを複数ヵ所行う時には清潔状態を保ちながら装置本体を移動させなければならない）で問題となる．近年，ケーブルのないプローブも使用可能となっている（図4）．

b 操作ボタン付きプローブ

神経ブロック施行中最適な画像を得るために，周波数や深度，ゲインなどの設定変更が必要となることが多い．装置本体と距離的に離れている場合や，清潔操作中のこれらの設定変更ボタン操作は煩雑となる．そのため，最近は装置本体とは別にプローブ自体に操作ボタンを有するものも出ている．

B ブロック針

現在，さまざまな末梢神経ブロック用の針が販売されている．ブロック針は，先端の形状，長さ，太さ，神経刺激の併用の有無，超音波画像上での描出を補助する視認加工の有無などの違いがある（図5）．ブロックの種類，患者の体格，術者の好みによってブロック針を選択する．現在使用可能なブロック針の特徴を表1に示す[6]．

1 針先端の形状（鈍針と鋭針）

多くの神経ブロックで針先の短い鈍針を使用する．これは，鈍針のほうが神経周膜（神経束）を貫きにくいとされているからである[7]．針を進める際に先端が鈍角のほうが組織を貫く抵抗が大きいため，筋膜や結合組織を貫く時の感覚がわかりやすいという利点もある．しかし，鈍針はいったん神経損傷が起こった場合は損傷の程度が大きいともいわれている[8]．たとえ鈍針を使用しても神経内（特に神経束内）注入を必ずしも避けることができないので，超音波画像を注意深く観察する必要がある．

2 針の長さ

ブロックの種類に従って選択する．短すぎると目的とする神経まで届かないし，長すぎると操作しにくい．

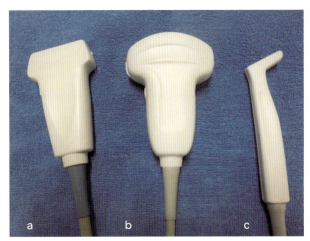

図3　プローブの種類
a：リニアプローブ．
b：コンベックスプローブ．
c：ホッケースティック型リニアプローブ．

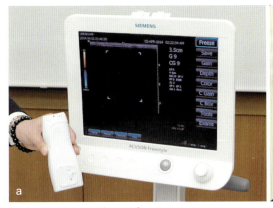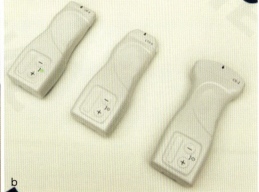

図4　ワイヤレスプローブ
　　a：ワイヤレスプローブが使用可能な超音波診断装置．b：ワイヤレスプローブ．

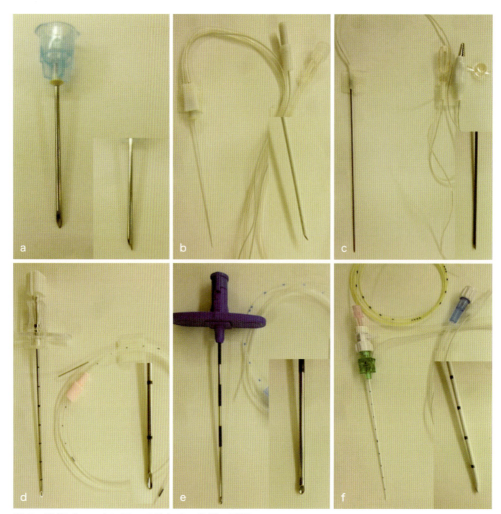

図5　神経ブロックに用いる針とその先端の形状
a：23 G 針．
b，c：神経刺激併用可能なタイプ．
d，e：硬膜外ブロック針（カテーテル留置可能）．
f：神経刺激とカテーテル留置が可能なタイプ．

3　針の太さ

　針の太さは，対象となる神経の深さやカテーテル留置の有無によって選択する．理論的には，細い針は神経を穿刺しても障害の程度が小さく，ブロック中の患者の不快感も少ないなどの利点がある．一方，細いと神経束を貫きやすい，針を進めるのに抵抗が大きいため曲がりやすく操作がむずかしい，薬液注入圧が高くなる，逆血の確認も太いものより困難であるなどの欠点がある．一般的には，単回のブロック用として20～25 G，カテーテル挿入用として17～19 G が使用される．

4　神経刺激併用の有無

　ブロック針には電気刺激用電極コードが付属されているものがある．針は絶縁処理を施されて，局所麻酔薬を投与するための延長チューブが付いているタイプが多い．神経刺激を併用した穿刺と同時に，持続末梢神経ブロックのためのカテーテルを留置できるものもあるが，針が太くなる．

5　視認加工

　針先の描出は，安全で正確な超音波ガイド下神経ブロック施行のために重要である．そのため，超音波ガイド下神経ブロック専用に販売されている針のほとんどで，針の描出を向上させるために針先端から一定距離間に加工が施してある．微小気泡を含むポリマーで針をコーティングしたもの，針先に小さなくぼみを付けたもの，針先に折り目加工を施したものなど，視認加工の方法はメーカーによって異なる．

6　カテーテル挿入

　持続末梢神経ブロック用のカテーテルがセットになっ

表1 神経ブロックに用いる針一覧

a. ブロック針（神経刺激の併用不可能なタイプ）の形状

ブロック針（会社名）	針先端の角度（°）	視認加工	太さ（G）	長さ（mm）
ソノレクトニードル（八光）USG Type CCR	20	CCR加工	21/22	50/70/100/120/150
神経ブロック針 PM-Echo（八光）	30	超音波反射加工	22/23	50/70/100
カテラン針 echo（八光）	12	超音波反射加工	23/25	60
ビー・ブラウンウルトラライン（ビー・ブラウンエースクラップ）ウルトラプレックス	30	TAP加工	20/22	35/50/80/100/150
プレックスフィックス（ビー・ブラウンエースクラップ）PFタイプ	32	ブラスト加工（±）	22	40/60/70/80/100/120
神経ブロック針（ユニシス）エコージェニック	30	エングレーブ加工	22	50/70/100
ポール針（トップ）注射針タイプ	23	先端螺旋溝加工	23/25	40

b. ブロック針（神経刺激の併用が可能なタイプ）の形状

ブロック針（会社名）	針先端の角度（°）	視認加工	太さ（G）	長さ（mm）
ソノレクトニードル（八光）Type CCR	25	CCR加工（±）	21/22	50/70/100/120/150
ビー・ブラウンウルトラライン（ビー・ブラウンエースクラップ）スティムプレックスウルトラ	30	TAP加工	20/22	35/50/80/100/150
ビー・ブラウンウルトラライン（ビー・ブラウンエースクラップ）スティムプレックスDウルトラ	15	TAP加工	20/22	35/50/80/100/150
ポール針（トップ）	19	先端螺旋溝加工（±）	23	100

c. ブロック針（神経刺激とカテーテル留置が可能なタイプ）の形状

ブロック針（会社名）	針先端の角度（°）	視認加工	太さ（G）	長さ（mm）
コンティプレックス（ビー・ブラウンエースクラップ）コンティプレックスツーイ	ツーイベベル	TAP加工	18	50/100/150
コンティプレックス（ビー・ブラウンエースクラップ）コンティプレックスS	20	TAP加工	18	50/100/150

CCR：corner cube reflector，TAP：トライアングルパターン．

［文献6より］

たものが販売されている．これらの中には，神経刺激が可能なものと可能でないものがある．超音波画像だけでは同定が確実でない神経周囲にカテーテルを挿入するためには，神経刺激の併用が必要である．また，カテーテルの先端のみに孔があるタイプと側面に孔があるタイプがあり，神経の走行とカテーテル留置方向の関係や局所麻酔薬の広がりを考慮して選択する．

● 文献 ●
1) 伊藤正安ほか：4．探触子．6．超音波ビームの走査とその回路構成．超音波診断装置，コロナ社，東京，p27-39，p65-67，2002
2) 谷村康行：第6章 超音波の発生．絵とき「超音波技術」基礎のきそ，日刊工業新聞社，東京，p180-187，2007
3) 甲子乃人：2章 原理と方式．超音波の基礎と装置 四訂版，ベクトル・コア，東京，p62-69，2013
4) 杉本恒美ほか：2．探触子の基礎知識．新超音波医学第1巻医用超音波の基礎，日本超音波医学会（編），医学書院，東京，p22-27，2000
5) 豊田浩作ほか：第4章 超音波装置とその操作．周術期超音波ガイド下神経ブロック，第2版，佐倉伸一（編），真興交易医書出版部，東京，p60-71，2014
6) 藤田理恵ほか：超音波ガイド下神経ブロックの関連機器の現状 2．針（留置針）．ペインクリニック 34：S285-S294，2013
7) Selander D et al：Peripheral nerve injury due to injection needles used for regional anesthesia：an experimental study of the acute effects of needle point trauma. Acta Anaesthesiol Scand 21：182-188, 1977
8) Rice AS et al：Peripheral nerve injury caused by injection needles used in regional anaesthesia：influence of bevel configuration, studied in a rat model. Br J Anaesth 69：433-438, 1992

総論

3. 神経ブロックに必要な物品

A 神経ブロックに適した部屋

超音波ガイド下神経ブロックを効率的かつ安全に行うためには，次のような条件を備えた部屋が必要である．①超音波診断装置を設置し，かつブロック施行者と助手が自由に移動できる十分な広さが確保されている．②適切な照明がある（この場合，明るさを微調整できるものであることが望ましい）．③生体情報モニターを備えている．④酸素，気道確保器具，陽圧換気器具，緊急薬剤などの器材が備わっている．

B 神経ブロックに必要なベッド

それぞれの神経ブロックに適切な体位を取ることができるベッドが必要である．最低でも昇降機能が備わっていることが望ましい．頭高位やローテーションが取れるとさらによい．体位を保持するための側板や大きな枕（図1）も必要なことがある．

C 神経ブロック中の生体情報モニタリング

全身麻酔時と同程度のモニタリングを行うことが理想的である．局所麻酔薬中毒はまれであるが，いったん発

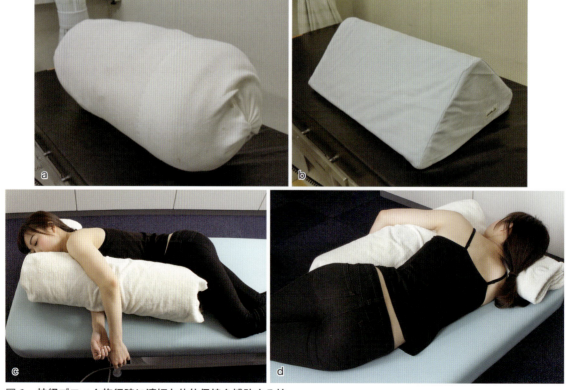

図1 神経ブロック施行時に適切な体位保持を補助する枕
a：円柱型の枕．b：三角柱型の枕．c，d：円柱型の枕を用いて側臥位になっている場合．
神経ブロックの種類やブロックを行う姿勢に応じて適した枕を用いると体位保持しやすくなる．

生すると時に重篤な結果をもたらす．モニター項目については，日本麻酔科学会や米国麻酔科学会のモニタリングの指針を参考にするとよい．たとえば，パルスオキシメータ，血圧，心電図，呼吸回数と意識状態の確認などである．局所麻酔薬投与中や投与直後は，血管内注入による局所麻酔薬中毒の発生に注意しなければならない．局所麻酔薬が最高血中濃度に達するのは投与後10〜30分後といわれており[1]，少なくとも30分間の患者観察が必要である．

D 神経ブロック専用カートや収納

移動が容易な専用のカートがあることが理想的である．備え付けの収納を利用する場合でも，それぞれの引き出しにはラベルを貼り，何がどこに入っているかわかりやすくしておく．神経ブロックが効率よく安全に行えるように器材を配置する．さまざまなサイズのブロック針やカテーテル，局所麻酔薬だけでなく，緊急時に必要となる薬剤（脂肪製剤を含む蘇生薬剤）や気道確保用具（喉頭鏡，ブレード，スタイレット，挿管チューブ，エアウェイなど）も必要である．脂肪製剤は，動物実験[2,3]だけでなくヒトでも有効性が証明されている[4]必須備品の1つである．北米区域麻酔学会の推奨にあるように，局所麻酔薬中毒に対処する方法を示した掲示物（図2）[5]をブロックルームの壁に貼っておくべきである．突然の発生に対して適切に対応できるように，瞬時に必要な情報が得られるようにしておくことが大切である．

E 神経ブロック用トレイ

すべてのブロックが可能となるようなトレイを用意する必要はない．最低限必要な物品が入っているトレイを作成し，追加で必要なものをトレイに出す様式がコストの面からも好ましい．

F ドレープと手袋・薬液注入用ポンプ

末梢神経ブロックによる感染症は，まれであるが発生する可能性がある．局所感染の発生率は多くても3.2％，膿瘍形成は0.9％であり，敗血症の報告はほとんどない[6]．しかし，感染は予防対策が重要である．カテーテル留置の場合には感染の機会が増えるため，特に注意すべきである（カテーテル先端部の細菌のコロニゼーションが8.6〜57％に起こるとされている）[6-8]．穿刺前に十分な

図2 局所麻酔薬中毒の治療指針
神経ブロックルームの壁のすぐ目にとまるところに貼っておく．
［文献5より］

消毒を行うとともに，清潔の手袋を装着し，術野では清潔なドレープを使用する．長期間の留置例では，皮下トンネルの作成やバクテリアフィルターの使用なども考慮する．また，薬液注入用ポンプ用の薬液を清潔下で作成することが推奨される（米国では必須となっている）．薬剤師に依頼して，クリーンベンチ内で調整してもらうのがよい．

G プローブカバーと超音波用ゼリー（図3）

さまざまなプローブカバーが製品化されている．ゼリーと輪ゴムがセット化されているものもある．輪ゴムを用いることで，プローブカバーのずれによる清潔領域の汚染や，プローブとカバーの間に空気が入ることによる超音波画像の悪化を防ぐことができる．また，ゼリーをカバーの外あるいは皮膚上で直接使用してもよいが，最小限の量にしておく．ゼリーがブロック中に穿刺部から神経周囲に注入され，神経に炎症反応が起こる可能性があるからである[9]．

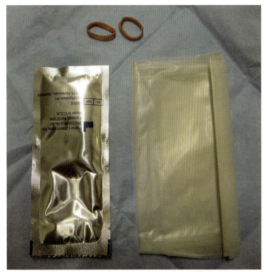

図3 市販されているプローブカバーと清潔ゼリー，輪ゴムのセット

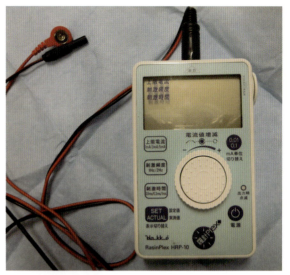

図4 神経刺激装置
刺激電流や刺激時間，刺激頻度が正確に調節できる機種が望ましい．また，変更はダイアルなどで容易に行うことができ，ディスプレイ上で設定が確認しやすいものがよい．ブロック針や体表との接続は，間違えにくい構造になっているものが好ましい．

なお，本書では，穿刺手技をわかりやすく紹介するため，ドレープ，手袋，プローブカバーなどを省略して撮影したものを用いている．

H 留置カテーテルの固定用材料

長期間持続する疼痛に対処する場合には，カテーテルを留置して局所麻酔薬を持続的あるいは間歇的に注入することがある．しかし，挿入したカテーテルが移動したり抜けたりすると，神経ブロックの効果が減弱あるいは消失する．カテーテルの固定は確実に行う必要がある．刺入部だけでなく，カテーテル全体をテープでおおうようにする．特に可動性の大きい部位でのカテーテル刺入部の固定は厳重に行う．皮膚接着剤や粘着力の強いテープを用いる．前者を刺入部に使用すれば，薬液漏れの予防にもなる．カテーテル留置中は刺入部を容易に観察できるように，透明で清潔なドレッシング剤を使用すべきである．刺入部の感染徴候の早期発見や，カテーテル長の変化のチェックに有用である．長期間カテーテルを留置する場合は，感染を予防するためにも皮下トンネルを作成することが望ましい．

I 神経刺激装置[10]（図4）

すべての神経ブロックで神経刺激が必要というわけではない．神経刺激を行う時には，神経刺激装置だけでなく絶縁針も使用する．初期設定は，電流は5 mA以下（深部のブロックでは5 mA以下，浅部のブロックでは1 mA以下），刺激時間は0.1ミリ秒，刺激頻度2〜3 Hzとする．目的とする神経を刺激し，主に筋肉の動きや感覚の変化によって評価する．反応が得られたら，電流を漸減して運動反応が得られる最小電流量を探る．神経刺激を使用する場合であっても単独で使用することは少なく，超音波ガイド下法と併用するdual blockで用いる．

神経刺激の目的は，超音波画像で視認した神経を同定すること，ブロック針先端を適切な位置に誘導することとされている．超音波画像上で神経と針の間の距離を正確に知ることはむずかしい．神経刺激を併用することで，針と神経の位置関係に関する情報が少しでも増えると考えられている．通常，刺激電流が0.5 mAかややそれ以上で運動反応が得られると，神経と針先の位置関係が良好とされている．一方，電流が0.5 mA未満でも運動反応がみられる場合，針先が神経内に存在する可能性がある．また，0.2〜0.3 mAで刺激が得られる場合，その可能性は高くなる[11]．それでも神経刺激装置だけでは，針先端が神経（周膜）外なのか神経（周膜）内なのかの区別は困難である．薬液注入時に，シリンジの注入圧（抵抗）が高い場合や，患者が痛みを訴えた時は薬液の注入を中止すべきである．薬液注入時には超音波画像をよく観察し，神経（束）が膨張する様子が認められたら注入を止めなければならない．

●文献●

1) Rettig HC et al：The pharmacokinetics of ropivacaine after four different techniques of brachial plexus blockade. Anaesthesia **62**：1008-1014, 2007
2) Weinberg GL et al：Pretreatment or resuscitation with a lipid infusion shifts the dose-response to bupivacaine-induced asystole in rats. Anesthesiology **88**：1071-1075, 1998
3) Weinberg G et al：Lipid emulsion infusion rescues dogs from bupivacaine-induced cardiac toxicity. Reg Anesth Pain Med **28**：198-202, 2003
4) Rosenblatt MA et al：Successful use of a 20% lipid emulsion to resuscitate a patient after a presumed bupivacaine-related cardiac arrest. Anesthesiology **105**：217-218, 2006
5) Neal JM et al：ASRA practice advisory on local anesthetic systemic toxicity. Reg Anesth Pain Med **35**：152-161, 2010
6) Capdevila X et al：Infectious risk of continuous peripheral nerve blocks. Anesthesiology **110**：182-188, 2009
7) Gasparini JR et al：Postoperative continuous plexular analgesia：a study on the side effects and risk factors of catheter infection. Rev Bras Anestesiol **58**：602-613, 2008
8) Cuvillon P et al：The continuous femoral nerve block catheter for postoperative analgesia：bacterial colonization, infectious rate and adverse effects. Anesth Analg **93**：1045-1049, 2001
9) Pintaric TS et al：Intraneural and perineural inflammatory changes in piglets after injection of ultrasound gel, endotoxin, 0.9% NaCl, or needle insertion without injection. Anesth Analg **118**：869-873, 2014
10) 紫藤明美：第6章 神経刺激法の併用．周術期超音波ガイド下神経ブロック．第2版，佐倉伸一（編），真興交易医書出版部，東京．p84-96．2014
11) Bigeleisen PE et al：Extraneural versus intraneural stimulation thresholds during ultrasound-guided supraclavicular block. Anesthesiology **110**：1235-1243, 2009

総論

4. 基本的手技

超音波ガイド下神経ブロックの利点は，手技中に対象となる神経を含む周囲組織をリアルタイムで描出することができる点である．手技に習熟すれば周囲組織・標的となる神経と針の相互関係や，薬液の分布をとらえることで，より安全と確実性を高めることが可能である[1,2]．本項では，超音波ガイド下神経ブロックを行う際の基本的な手技と準備方法について述べる．

A 患者体位

標的とする神経によって最適な患者体位は異なるが，患者にとって安楽・安定した体位を確保する点と術者がプローブとブロック針の操作時に無理な姿勢とならないよう配慮する点は共通している．手技中の体動とプローブとブロック針の位置のずれを最小限に抑えることが，良好な画像描出と刺入，注入手技におけるリスクを避けることにつながる．

各神経ブロックにおける具体的な体位については後述の各論を参照されたい．

B 穿刺前超音波画像評価（プレスキャン）

穿刺計画を立てるために事前にブロック予定部位の走査を行う．目的部位の解剖学的位置関係を把握し，目的の神経・周囲組織を良好な画質で描出できるプローブ位置を確認する．必要に応じて刺入予定位置とプローブ位置にマーキングを行うのもよい．

C 穿刺までの手順

プレスキャンで確認した位置の皮膚消毒を行う．エタノール含有クロルヘキシジンなどを用いた標準的消毒法で行うが，術者の手やプローブの本体とケーブル，エクステンションチューブが非消毒野に接触しないよう十分な範囲を消毒する．カテーテル挿入を行う場合には，刺入部とプローブ接触部以外をさらに滅菌ドレープでおおう．

使用するプローブに滅菌カバーをかける．カバー内部に超音波ゼリーを入れておき，プローブにかぶせてから輪ゴムで固定する．プローブ尖端とカバー間に空気が貯まるとアーチファクトの原因となるため，装着操作時に気泡は除去する．滅菌超音波ゼリーを塗布して刺入計画部位上にプローブを置いてスキャンを開始する．

刺入点の皮膚・皮下組織に対して局所浸潤麻酔を行う．この際，気泡が皮内，皮下に入ると画質に影響してくるため注意が必要である．

D 術者と機材の位置関係

術者はブロック針の操作と同時に超音波画像所見から針先位置を把握しなければならない．注入した薬液の拡散範囲も超音波画像所見から推定する．これらの手技を行ううえで，術者と機材の配置は重要となってくる．術者は刺入部位の近くに立ち，その位置から超音波画像をみやすい位置に超音波診断装置を設置する．生体情報モ

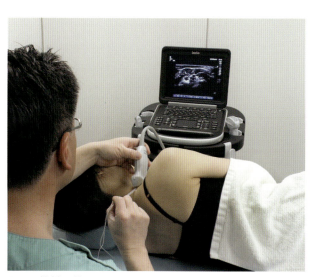

図1　機材の位置

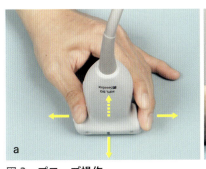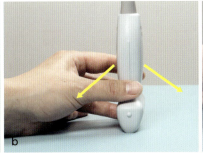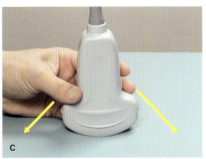

図2 プローブ操作
a：前後および左右の移動．目的とする神経がみつかれば，探触子を前後・左右に平行移動させて神経が超音波画像の中央に位置するように調節する．画面中央に神経が観察できる状態から，探触子を90°回転させると，神経の長軸像が観察できる．ただし，神経は必ずしも皮膚と平行に走行しているとは限らない．
b：前後への傾斜，c：左右への傾斜．神経からの反射エコー信号が最も強く観察できるのは，探触子（超音波ビーム）と神経が垂直に交わる時である．このため，探触子を前後・左右に傾斜させ良好な超音波画像が得られるように微調節が必要である．

ニター・酸素も準備しておくことが望ましい（図1）．刺入位置と画像を確認する際に，視線移動が最小限となることが望ましい．ブロック針の良好な描出には針とプローブを協調して操作する．ブロック中に描出領域内から針を見失う場合は，手元に視点を移して針とプローブを直接視認し，位置の把握と調整を行う．超音波のゲインや深度などの設定変更を刺入中の術者が変更することはむずかしいため，プレスキャンの時点であらかじめ設定を行っておくのがよい．どうしても必要な場合は助手が変更操作を行う．

E 超音波プローブの操作法（図2）

視認性の高い画像を描出するにはプローブ操作の習熟が欠かせない．ブロック針は利き手で操作するため，プローブは利き手と反対の手で保持する．プローブに装着した滅菌カバーと超音波用ゼリー・皮膚消毒薬が皮膚との間にあり滑りやすいため，プローブ全体を手で包み込んでしっかり保持する．術者の手の一部を患者の体に接触させると安定性が増すので細かな操作が行いやすくなる．

基本的なプローブの操作には圧着度の調整，前後左右へのスライド，左右への回転，前後左右への傾斜がある．画面に表示されるのは超音波ビームが作り出す厚さ1〜2 mmの平面範囲に存在する組織と針に限られ，わずかな角度の違いや圧迫の程度で視野が大きくかわるため，いずれのプローブ操作もゆっくりと行う必要がある．また，局所麻酔薬を注入する際には，短軸像と長軸像の両方で局所麻酔薬の広がりを確認できる．

F ブロック針の操作

本手技の基本原理はブロック針を神経に近接させて神経（周囲）に直接薬液を浸潤させて効果を得ることにある．神経を直接穿刺して薬液を注入すると重篤な合併症につながる．また血管や胸膜などの直接刺入も避けなければならず，針先端を正確に描出できる技術が要求される．ブロック針の刺入方向とプローブ（から出る超音波ビームの面）との位置関係で，刺入手技は平行法と交差法に大別される．それぞれの特徴をふまえて対象となるブロック部位や術者の習熟状況に合わせた使い分けが必要とされる．

1 平行法（in-plane technique）（図3）

超音波ビームの面内を刺入した針が進む操作法である．針シャフトから先端まで全体を描出できるため針先の位置を把握しやすい．針の超音波ビームの厚さは1〜2 mmしかないため常時針全体を描出するには習熟を要する．針の刺入角度に対してプローブ長軸が横にずれると画面から針が消え，互いに交差するようにずれると針の一部のみが描出されて尖端を見失う．針先の位置が確認できない状態では神経や血管の損傷リスクを考え，無理に針を進めたり薬液を注入したりすることは避ける．平行法では針が太く，刺入角度が30°より浅いと針の視認性が良好となる．逆に刺入角度が30°を超えると視認性は低下する（最近の超音波診断装置には，針シャフトと直交する走査線を増加させて針の視認性を高める機能を備えているものもある）．目標の神経を同定したら，なるべく針の刺入角を浅くできる刺入位置と経路を設定すべきである．

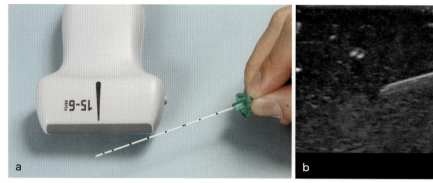

図3 平行法（a）および超音波画像（b）

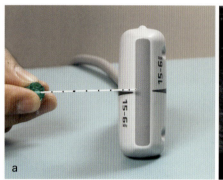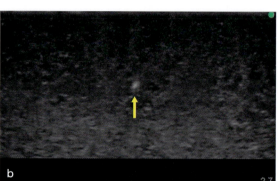

図4 交差法（a）および超音波画像（b）
矢印は針を示す．

2 交差法（out of line technique）（図4）

　超音波ビームの面を突き抜けるようにブロック針を操作する方法である．神経が深部に位置していて平行法では刺入角度が大きくなりすぎ，針の描出が困難となる場合やカテーテル挿入時などに選択されることがある．原則として針の刺入は超音波ビームと直行する方向に進める．針の一部がビーム面を横切ることで画面には高輝度で点状の陰影として描出される．画面にみえているのはあくまで針の断面の一部であるため，先端位置を常に留意しておかなければ刺入深度を見誤ることになり注意が必要である．

●文献●
1) Smith HM：Clinical applications of ultrasound-guided regional anesthesia. Mayo Clinic Atlas of Regional Anesthesia and Ultrasound-Guided Nerve Blockade, ed by Hebl JR et al, Oxford University Press, New York, p157-173, 2010
2) 佐倉伸一：第7章 探触子とブロック針の操作．周術期超音波ガイド下神経ブロック，第2版，佐倉伸一（編），真興交易医書出版部，東京，p97-115，2014

5. 神経ブロックに伴う副作用・合併症

　局所麻酔薬を使用する際は，さまざまな副作用・合併症に留意して対策を行っておくべきである．神経ブロック手技に伴って生じる副作用・合併症として局所麻酔薬中毒・アレルギー症状・血管内注入・神経内注入などがあげられる[1,2]．本項では神経ブロック実施時に想定されるこれらの副作用・合併症について述べる．

A 局所麻酔薬中毒

　局所麻酔薬の血中濃度上昇に起因して生じる中枢神経毒性・心毒性の症状である．一般に血中濃度上昇に伴って中枢神経症状が心毒性に先行するが，血管内誤投与の場合は即時型中毒となり，短時間で両者がほぼ同時に発生する．組織内への過剰投与の場合は濃度依存性に中枢性神経中毒症状が進行し，続いて循環抑制作用が生じる遅延性中毒を呈する．すなわち，口唇の痺れや出現から，興奮・多弁，意識障害・昏睡へと重症化していく．さらに，呼吸停止・循環虚脱などの抑制症状にいたる場合もある．局所麻酔薬の血中濃度と中毒症状を図1に示す．

　過剰投与の原因として投与薬剤選択と必要投与量設定の配慮不足，血管内投与や神経内投与などの手技上の問題があげられる．

　中毒を回避するためには，毒性の少ない薬剤の選択，患者の体格や基礎疾患から過量を推定し，必要最小量の投与量を設定すること，注入の際には数秒間隔で1〜2

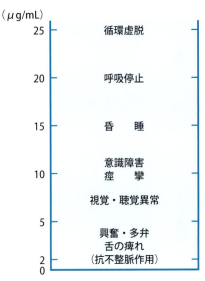

図1　リドカインの血中濃度と中毒症状

表1　局所麻酔薬中毒の対応

1. 局所麻酔薬の投与を中止し，人を集める
2. 初期治療
   気道確保：100%酸素で換気
   痙攣防止：ベンゾジアゼピン系薬物投与
   人工心肺/PCPSの検討
3. 高度不整脈が発生したらBLS/ACLSの施行
   禁忌薬：バゾプレシン，カルシウム拮抗薬，β遮断薬，局所麻酔薬（リドカインなど）
   エピネフリン投与は1回当たり1μg/kgに抑える
4. 20％脂肪乳剤の静脈注射：速度はクレンメで調節，（　）内は体重50kgの場合
   ①1.5 mL/kgを，1分以上かけて初回ボーラス投与
   ②続いて，0.25 mL/kg/分（12.5 mL/分≒4滴/秒）を持続投与
   ③5分ごとに①のボーラス静注を繰り返す（2回まで）
   ④持続投与速度を0.5 mL/kg/分（25 mL/分≒8滴/秒）にする
   ⑤循環回復後も，10分間は脂肪乳剤の投与を持続
   ⑥投与量上限の目安は，最初の30分で10 mL/kg（500 mL）

PCPS：percutaneous cardio-pulmonary support（経皮的心肺補助装置）．
BLS：basic life support（一次救命処置）．
ACLS：advanced cardiovascular life support（二次救命処置）．

［文献3より］

mLずつバックフローを確認することが重要である．中毒症状が生じた場合に備えて，酸素，除細動器，救急カートを準備しておくことが望ましい．

中毒症状をきたした場合の治療を**表1**[3]に示す．局所麻酔薬中毒を疑ったら，ただちに麻酔薬投与を中断し応援を呼ぶべきである．低酸素血症やアシドーシスは中毒症状を悪化させるため，気道確保を行って100％酸素で換気を行う．痙攣症状にはベンゾジアゼピン系薬剤投与などで対応する．無効時には筋弛緩薬投与も考慮する．循環抑制を生じた場合は必要に応じて，局所麻酔薬が不活化されるまで呼吸循環管理を厳密に行う．一般的な救急薬剤以外に，20％脂肪乳剤の経静脈投与によるリピッドレスキューは中毒時の蘇生治療方法としての有効性が提唱されており[4]，常備しておくことが望ましい．実際の治療の流れは記憶しておくことが困難なので，局所麻酔薬を使用する場所にチェックリストを貼り出しておくことが望ましい（「総論3．神経ブロックに必要な物品」図2を参照）．

B 血管穿刺

血管内に注入した場合は，急激な血中濃度上昇から急速な中毒症状につながりかねない．薬剤が血管内へ注入された場合，微小な空気によるアーチファクトが血管内に確認される．血流の存在をドプラエコーで確認することで血管への刺入リスクが軽減される場合がある．

超音波ガイド下神経ブロックでは避けなければいけない血管を確認でき，薬液の広がりも確認できることから，局所麻酔薬の必要注入必要量も少なくなり，局所麻酔薬中毒は生じにくいと期待される．超音波ガイド下神経ブロックで行った場合，従来の方法と比較し偶発的血管穿刺が少ないとの報告はあるが[5]，局所麻酔薬中毒の発生頻度については少ないとの報告[6]や差がないとの報告[7]があり，統一した見解はない．

C アレルギー症状

発症頻度は低いが，エステル型局所麻酔薬の代謝産物であるパラアミノ安息香酸により，Ⅰ・Ⅳ型アレルギー症状を呈する場合がある．アミド型局所麻酔薬の保存薬として添加されているメチルパラベン（パラオキシ安息香酸メチル）はパラアミノ安息香酸と構造が類似しており，エステル型でアレルギー歴がある場合は，アミド型でもアレルギーをきたすことがある．投与数分後の皮膚紅斑，蕁麻疹，喘鳴，胸部不快，血圧低下が出現した場合はアナフィラキシーを疑ってすみやかに処置を行う．

D 神経内注入

局所麻酔薬の注入目標は神経の周囲であって神経内ではない．そのため，超音波画像で神経・針先の位置関係を十分把握できる技術を習得しなければならない．従来，神経周辺への環状拡散（ドーナツサイン）が薬剤拡散の理想とされてきた．しかし，ブロックの種類によっては必ずしも必要はないこともあり，環状拡散を得るために複数回穿刺することも望ましくない．

末梢神経の軸索の周囲には，膠原線維や線維芽細胞などによる結合組織があり，軸索を包んでいる（神経内膜）．そして神経軸索がまとまって神経（線維）束となるが，その周りは膠原線維の皮膜（神経周膜）で包まれている．1本の神経は神経束が数本から数千本集まったものであるが，その周囲は疎な結合組織（神経上膜）が取り囲んでいる．

浸潤麻酔に用いる濃度で局所麻酔薬による神経毒性が生じる可能性は低いが，神経内へ直接注入した場合は考慮する必要がある．局所麻酔薬注入途中で神経自体の膨張する様子が観察された場合には，神経内注入を疑う．特に薬剤の初回注入時に高い圧がかかる場合（抵抗が強い場合）には，針先が神経周膜を破っている可能性があり，神経束内に薬剤が注入され神経束の損傷をきたすことがある（**図2**）[2]．また，神経周膜内圧の上昇が毛細血管灌流圧を超えて神経虚血に陥る．また，神経周膜外であっても神経上膜内注入（すなわち神経内注入）の安全性は証明されていない．むしろ，局所麻酔薬の総投与量に依存して局所麻酔薬の神経毒性が高まる可能性がある．神経内注入が疑われた場合には，すぐに注入を中止して針先の位置を調整する．神経束・神経周膜内注入を防ぐためには，ショートベベル針の使用が推奨される．

E 神経損傷（神経障害）

末梢神経ブロックが直接関与する神経学的後遺症の原因としては，ブロック針による機械的損傷，薬液の神経内注入，局所麻酔薬の神経毒性などが考えられる（**表2**）[1]．

超音波ガイド法が導入される以前でも，末梢神経ブロック後の神経学的合併症の報告はあまり多くはない．脊髄くも膜下ブロックと比較して行われた前向き調査[8]

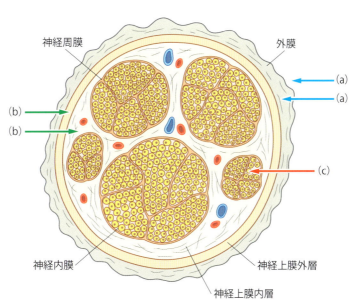

図2 末梢神経の構造とブロック針先端の位置関係
ブロック針先端が神経上膜外（a），神経上膜内（b）または神経周膜（c）にある場合．cでは神経束内注入となる．

表2 末梢神経損傷の発生要因

患者側要因	既存の神経障害（糖尿病など） 男性 高齢 体格異常
麻酔側要因	ブロック針あるいはカテーテルによる機械的要因 　裂傷，牽引，神経内注入 血管系の破綻 　虚血，出血 神経組織の圧迫 　神経外，神経内，コンパートメント症候群 化学的要因 　神経毒性（局所麻酔薬など）

［文献1より］

では，神経学的合併症が区域麻酔に関連した重篤な合併症全体の26％に認められている．そのうち，末梢神経ブロック後の神経障害例は12％であり，脊髄くも膜下ブロック後の70％と比べかなり少ない．しかし，一過性の神経障害の発生率は脊髄くも膜下ブロックや硬膜外ブロックのような脊柱管ブロックと比較して末梢神経ブロック後に高いという報告[9]もあり，注意が必要である．

超音波ガイド下神経ブロックでの神経障害の発生率は0.04％[6]～0.09％[10]と報告されている．ペインクリニック領域では，ブロック対象の末梢神経支配領域がブロック前より異常感覚を伴っていることがあり，一過性の神経障害の診断はむずかしく頻度は不明である．

局所麻酔薬は用量依存的に神経毒性を有し，濃度が濃くなると神経障害を起こしうる．必要以上に高濃度や高用量の局所麻酔薬を使用するのを避け，濃度を低くするなどして局所麻酔薬の総投与量に考慮する．

なお，神経ブロック施行に伴い一過性の知覚・運動神経遮断効果が生じることをあらかじめ患者に説明しておくことが必要である．

F 感 染

持続硬膜外ブロックや持続末梢神経ブロックの際，カテーテルを介して皮膚からの感染，あるいは注入用局所麻酔薬溶液の汚染による感染が起こりうる．カテーテル刺入部の注意深い観察と，無菌操作での薬液充填が望ましい．

G 血腫・出血

脊柱管ブロックや深い部位の末梢神経ブロックを施行する際，出血に伴う血腫形成が問題となりうる．

H その他

神経ブロック針の穿刺部痛，持続注入用カテーテル刺入部周囲からの薬液漏れ，またブロックを行う場所に応じて，気胸（肺に針があたった場所），腹腔内穿刺（腹部のブロック）なども起こりうる．

●文献●
1) Neal JM et al：Complications In Regional Anesthesia and Pain Medicine, 2nd Ed, Lippincott Williams & Wilkins, Philadelphia, 2012

2) 紫藤明美：第8章 局所麻酔薬の選択．佐倉伸一：第11章 末梢神経ブロックと神経障害，神経内注入．周術期超音波ガイド下神経ブロック，第2版，佐倉伸一（編），真興交易医書出版部，東京，p116-131, p160-176, 2014
3) Neal JM et al：American Society of Regional Anesthesia and Pain Medicine checklist for managing local anesthetic systemic toxicity：2012 version. Reg Anesth Pain Med **37**：16-18, 2012
4) Rosenblatt MA et al：Successful use of a 20% lipid emulsion to resuscitate a patient after a presumed bupivacaine-related cardiac arrest. Anesthesiology **105**：217-218, 2006
5) Neal JM：Ultrasound-guided regional anesthesia and patient safety：an evidence-based analysis. Reg Anesth Pain Med **35**［Suppl 2］：S59-S67, 2010
6) Barrington MJ et al：Ultrasound guidance reduces the risk of local anesthetic systemic toxicity following peripheral nerve blockade. Reg Anesth Pain Med **38**：289-299, 2013
7) Barrington MJ et al：Preliminary results of the Australasian Regional Anaesthesia Collaboration：a prospective audit of more than 7000 peripheral nerve and plexus blocks for neurologic and other complications. Reg Anesth Pain Med **34**：534-541, 2009
8) Auroy Y et al：Serious complications related to regional anesthesia：results of a prospective survey in France. Anesthesiology **87**：479-486, 1997
9) Brull R et al：Neurological complications after regional anesthesia：contemporary estimates of risk. Anesth Analg **104**：965-974, 2007
10) Sites BD et al：Incidence of local anesthetic systemic toxicity and postoperative neurologic symptoms associated with 12,668 ultrasound-guided nerve blocks：an analysis from a prospective clinical registry. Reg Anesth Pain Med **37**：478-482, 2012

各論 I

頭部領域

1. 前頭神経ブロック
2. 眼窩下神経ブロック
3. オトガイ神経ブロック
4. 後頭神経ブロック

各論Ⅰ．頭部領域

1. 前頭神経ブロック

A 解剖

　前頭神経は，三叉神経第1枝である眼神経が，上眼窩裂を通り眼窩へ入った後に分岐した神経である．前頭神経は眼窩上神経と滑車上神経に分かれて，前頭部から頭頂部までの皮膚の知覚を司っている（**図1**）．眼窩上神経は眼窩上切痕（孔を形成している時は眼窩上孔と呼ぶ）より出て外側枝，内側枝に分かれ，頭側へ向かう．眼窩上切痕は正中より2.5 cm外側に存在し，体表からも眼窩を触れることによって確認することができる（**図2**）．また，眼窩上切痕は正面をみた時の瞳孔と同じ軸上に存在することも指標となる．滑車上神経は，眼窩上切痕から0.5～1 cm内側から眼窩壁より出ることが多く，前頭部中央の皮膚の知覚を司るが，眼窩壁に目印となる切痕はないことが多い．滑車上神経は，眼窩上神経内側枝から分岐するものなど，破格も存在する．

B 適応

以下の診断・治療に用いる．
- 三叉神経痛
- 帯状疱疹，帯状疱疹後神経痛
- 悪性腫瘍による疼痛
- その他の顔面痛・頭痛

C 合併症

- 「総論5．神経ブロックに伴う副作用・合併症」を参照
- 皮下出血
- 球後出血，視力障害
- 外眼筋麻痺

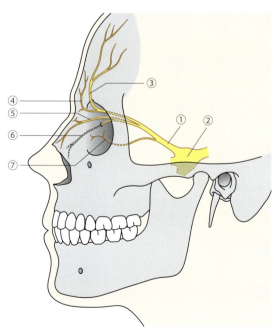

図1　前頭神経の走行
①眼神経，②三叉神経節，③眼窩上神経，④滑車上神経，⑤滑車下神経，⑥前篩骨神経，⑦涙腺神経．

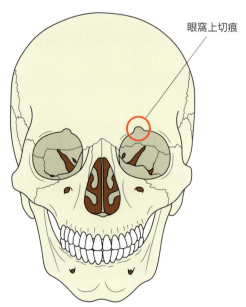

図2　眼窩上切痕の位置

D ブロック手技

1 体　位（図3）

患者を仰臥位とする．術者は患者の横に位置して向かい側にモニターを設置する．眼窩上神経ブロックは，外側，内側どちらからの穿刺も可能である．

2 画像描出の手順

超音波診断装置はマイクロコンベックスプローブを用いる．ホッケースティック型を用いることも可能である．目標点となる眼窩上切痕は皮下 5 mm 程度の表層に存在するため，超音波画像の設定深度は浅くてよい．

ⓐ 眼窩上切痕の確認（図4）

超音波で眼窩上切痕を確認する．眼窩上縁にプローブを横断面であてながら移動させていくと，骨膜の窪みとして眼窩上切痕が確認できる．眼窩上切痕は皮膚の上からも触ると確認できるため，あらかじめ部位を確認したうえでプローブをあてると描出はより容易になる．

ⓑ 動脈の同定

眼窩上切痕を確認した際に，カラードプラをあてると動脈を確認できる場合がある．

●画像描出のコツ（図4）

横断像で眼窩上切痕を確認する．穿刺目標は眼窩上切痕の，穿刺側と反対側の壁であるが，針先が少しでも尾側へ進んでしまうと眼窩を穿刺してしまう危険性がある．このため，眼窩上神経ブロックでは眼窩上切痕より頭側へ走行していることをふまえて，穿刺目標を眼窩上切痕が確認できる面からプローブをわずかに頭側へ平行移動した部位での骨膜面上としてもよい．

3 ブロック針の操作（図5～7）

針は平行法で穿刺する．内側，外側どちらからのアプローチも可能である．針は 27 G もしくは 25 G のディスポーザブル注射針を用いる．高周波熱凝固法を行う際には，専用のブロック針（長さ 54 mm，先端の非絶縁部 4 mm）を用いて行う．皮下への局所麻酔は，施行すると目標神経まで局所麻酔が浸潤して放散痛が得られなくなることがあるため行わないか，もしくは少量の注入にとどめる．

針先が骨膜面上に接する際に，神経に接触すると放散痛が得られる．放散痛が得られない場合でも，眼窩上切痕へ針が進めば局所麻酔薬の浸潤により効果が得られる．

滑車上神経ブロックは，眼窩上切痕から内側に 0.5～1 cm 移動したところで骨膜面上に針を刺入し，正中に近い前頭部に放散痛が得られるところが目標となる．放散痛を得るためには針を骨膜面上でウォーキングさせて神経の位置を探す必要がある．しかし，局所麻酔薬注入のみであれば，眼窩上神経ブロックの際の局所麻酔薬浸潤によって同時にブロックされるため，追加のブロックは不要であることが多い．しかし，高周波熱凝固を行う際

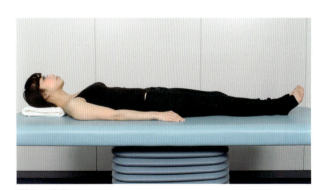

図3　体位

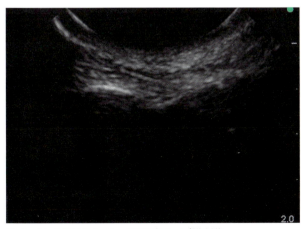

図4　マイクロコンベックスプローブ横断像

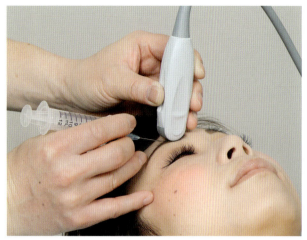

図5　眼窩上神経ブロック

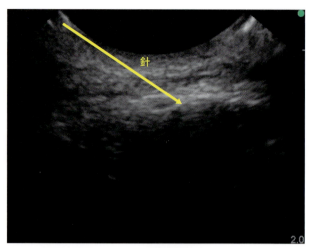

図6　眼窩上神経ブロックの超音波画像

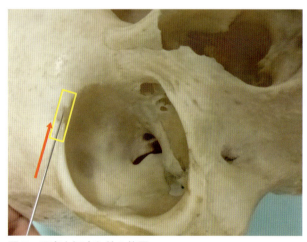

図7　眼窩上切痕と針の位置
黄色の枠はプローブの位置を示す．

には針先を神経にあてなければならないため，神経の位置の同定が必要となる．滑車上神経ブロックに関しては，超音波を用いて行うメリットは他の三叉神経末梢枝ブロックに比べて少ない．

4 局所麻酔薬の注入

1%メピバカインもしくは0.75%ロピバカインを0.2〜0.5 mL程度注入する．この時，放散痛が得られることが多く，超音波画像では骨膜面上に薬液が拡散する様子が確認できる．この時，眼窩への浸潤が起こらないように注意する．高周波熱凝固法を行う際には，放散痛が得られた部位，もしくは50 Hz，0.3〜0.5 Vの感覚刺激で再現痛が得られる部位で2%メピバカインを注入し，前額部の知覚低下が得られていることを確認後，90℃，120秒の高周波熱凝固を行う．眼窩下神経ブロックやオトガイ神経ブロックと比較して針の固定性は悪いため，内針を抜いて電極針を挿入する際や熱凝固治療中は，針先が神経から離れないように手を添えて保持が必要となることが多い．

5 ブロック後の注意点

皮下血腫予防のため，刺入点を5分程度圧迫する．前頭神経領域の知覚低下，痛み消失が得られているかを確認する．また，複視が起こっていないかもチェックする．ブロック後の安静時間は30分程度とし，安静時間終了後は起き上がり，ふらつきなどないことを確認して終了とする．

COLUMN

こめかみ部の痛み

三叉神経痛の治療において，こめかみ部の痛みの治療はむずかしい．前頭神経領域の痛みと考えて前頭神経ブロックを行っても，痛みの消失が得られない場合がある．こめかみ部の痛みは，上顎神経の枝である頬骨側頭神経や，下顎神経の枝である耳介側頭神経など複数の神経が関与している可能性があるため，前頭神経ブロックが無効であった際には，他の方法を検討する必要がある．三叉神経痛における，三叉神経第1枝領域単独の罹患率が7%[1]と低いことも，念頭におくべきである．

●文献
1) 平川奈緒美ほか：典型的三叉神経痛．ペインクリニック診断・治療ガイド―痛みからの解放とその応用，第5版，大瀬戸清茂（監），日本医事新報社，東京，p263-270，2013

各論Ⅰ．頭部領域

2. 眼窩下神経ブロック

A 解剖

眼窩下神経は，三叉神経第2枝である上顎神経が，正円孔から頭蓋外に出て，上歯槽神経などを分枝した後に，下眼窩裂を通って眼窩の下壁を横切り，眼窩下孔から皮下に出て，頬部，上口唇，鼻翼の皮膚などの知覚を司る（図1）．

眼窩下孔は正中よりおよそ2.5 cm外側，眼窩の下縁からおよそ0.5 cm尾側に位置している（図2）．孔は正中から約20°内側へ向かって開いている．まれに副眼窩下孔を認める場合があり，その頻度は2.2〜18.2%といわれている．最近の研究では，成人頭蓋骨から207の眼窩下孔を観察し，15（7%）に副眼窩下孔が存在したという報告がある[1]．

B 適応

以下の診断・治療に用いる．
- 三叉神経痛
- 帯状疱疹，帯状疱疹後神経痛
- 悪性腫瘍による疼痛
- その他の顔面痛
- 副鼻腔，口腔領域の手術後の疼痛

C 合併症

- 「総論5．神経ブロックに伴う副作用・合併症」を参照
- 皮下出血
- 眼窩内出血，外眼筋損傷など
- 副鼻腔への穿破

ランドマーク法で施行する時は，針先で眼窩下孔を探

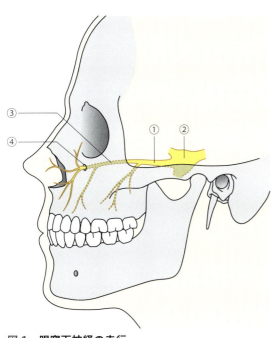

図1　眼窩下神経の走行
①上顎神経，②三叉神経節，③眼窩下神経，④眼窩下孔．

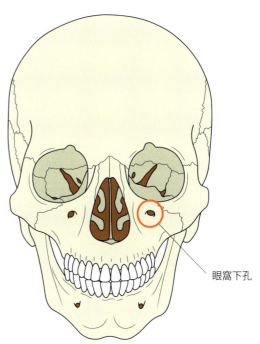

図2　眼窩下孔の位置

るため，その際に皮下血腫が出現したり，副鼻腔へ穿破したりすることもまれにあった．超音波診断装置を用いるとこれらの合併症の発症が格段に抑えられることは，非常に有益なことである．

D ブロック手技

1 体位（図3）

患者は仰臥位とする．右利きの場合は，患者の右側に位置して穿刺を行う．穿刺が行いやすいように患者の顔の角度を調節する．モニターは患者の頭側に置く．

2 画像描出の手順

超音波診断装置はマイクロコンベックスプローブを用いる．深度は2cm程度とし，患者に応じて調節する．リニアプローブでも観察，穿刺は不可能ではないが，プローブが大きいため眼球を圧迫してしまうので施行には細心の注意が必要である．近年は，ホッケースティック型を用いた穿刺の有用性の報告もある[2]．

a 眼窩下孔の確認（図4，5）

眼窩下孔は正中よりおよそ2.5cm外側，眼窩の下縁からおよそ0.5cm尾側に位置している．その部位に矢状断方向でプローブをあて，眼窩下孔を確認する．矢状断像では，眼窩下孔は骨の隆起，段差として確認できる．破格として，眼窩下孔が同側に2ヵ所ある場合もあるため，上下左右にプローブを動かして孔の確認を行う．

b 眼窩下神経，動脈の確認

矢状断像を丁寧に描出すると，眼窩下孔に神経，動脈の走行を確認できることもある．穿刺部位の動脈の有無は，カラードプラを用いて確認をしておく．動脈の太さには個体差があり，太い場合は穿刺により皮下血腫など

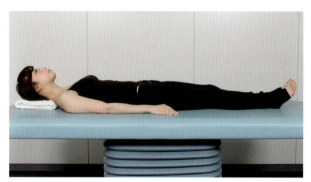

図3 体位

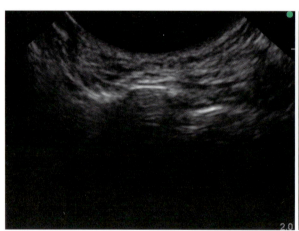
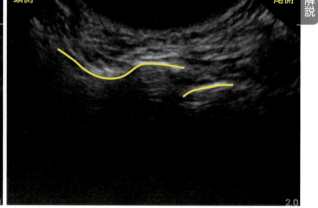

図4 マイクロコンベックスプローブ矢状断像

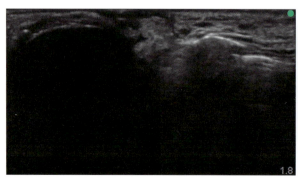
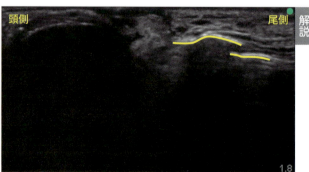

図5 リニアプローブ矢状断像

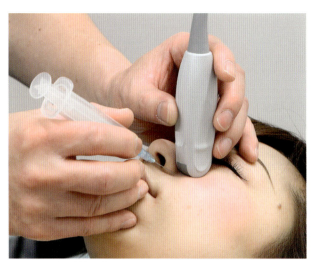

図6 眼窩下神経ブロック

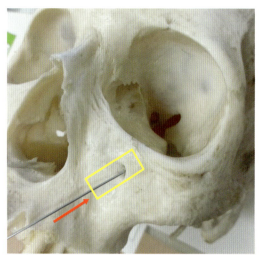

図7 眼窩下孔と針の位置
黄色の枠はプローブの位置を示す.

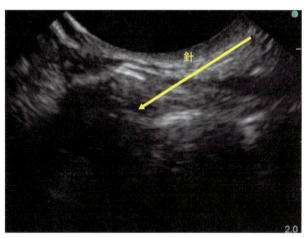

図8 眼窩下神経ブロックの超音波画像

出現する可能性が高くなるため，注意が必要である．

● 画像描出のコツ（図4，5）

矢状断像で眼窩下孔を確認する．眼窩下孔は頭側方向に約20°外側に開いて向かって開口しているため，プローブを矢状断からやや外側へ向けてあてると，より孔の描出が鮮明となる．しかし，穿刺針が孔の中を進みやすくなるため，穿刺には注意が必要である．

眼窩下孔より眼窩下神経と眼窩下動脈が出ている．眼窩下神経が画像で確認できることもある．また動脈はカラードプラを用いて確認を行うが，みえにくい場合も多い．

3 ブロック針の操作（図6〜8）

針は27Gもしくは25Gのディスポーザブル注射針を用いる．高周波熱凝固法を行う際には，専用のブロック針（長さ54 mm，先端の非絶縁部4 mm）を用いて行う．針の刺入点は鼻翼の外側およそ5 mmの部位となる．皮下に局所麻酔を行った後に眼窩下孔へ向かって針を進め，上口唇や鼻翼に放散痛が得られるところが目標点となる．眼窩下孔内へ針先が進むと，ビームが骨に遮られるため針先はみえなくなる．放散痛が得られない場合でも，眼窩下孔内への針の刺入は，5 mmまでにとどめる．眼窩下管へ深く針を進めると，外眼筋障害の危険性が生じるためである．針が眼窩下孔へ進むと，針から手を離した時に，針が固定された感じが得られる．

4 局所麻酔薬の注入

1%メピバカインもしくは0.75%ロピバカインを0.2〜0.5 mL程度注入する．針の先端より骨膜面上へ局所麻酔薬の拡散が確認できる．高周波熱凝固法を行う際には，放散痛が得られた部位，もしくは50 Hz，0.3〜0.5 Vの感覚刺激で再現痛が得られる部位で2%メピバカインを注

入し，上口唇や鼻翼の知覚低下が得られていること，外眼筋への局所麻酔薬浸潤による複視の出現がないことを確認後，90℃，120秒の高周波熱凝固を行う．

5 ブロック後の注意点

局所麻酔薬注入後は，複視が出現していないか確認を行う．眼窩下動脈穿刺に伴う皮下出血の可能性もあるため，穿刺終了後5分程度の圧迫止血を行う．眼窩下孔の深い位置での血管穿刺による出血で外眼筋への障害が起こる可能性もある．ブロック後の安静時間は30分程度とし，安静時間終了後は皮下血腫の有無の確認を行い，起き上がり，ふらつきなどなければ終了とする．

●文献●

1) Tazer M et al：Anatomic and morphometric features of the accessory infraorbital foramen. J Morphol Sci 28：95-97, 2011
2) 岩瀬直人ほか：ホッケースティック型プローブを用いた超音波ガイド下眼窩下神経ブロックの1症例．麻酔 62：1210-1213, 2013

各論Ⅰ. 頭部領域

3. オトガイ神経ブロック

A 解剖

　三叉神経第3枝である下顎神経は，卵円孔を通って頭蓋外に出て，いくつかの神経を分枝する．その1つである下歯槽神経が下顎骨の中を通り，オトガイ孔より皮下に出たものがオトガイ神経であり（図1），下口唇の皮膚と粘膜，口唇側の歯肉，その周辺の皮膚などの知覚を司っている．

　オトガイ孔は，正中より外側へおよそ2.5 cm，第2小臼歯のおよそ1 cm尾側に位置している（図2）．まれに副オトガイ孔が存在し，オトガイ孔が複数観察されることもある．現代日本人の副オトガイ孔の発現頻度は12.3％との報告もある[1]．オトガイ孔は外側上方へ向かって開口している．

B 適応

以下の診断と治療に用いる．
- 三叉神経痛
- 帯状疱疹，帯状疱疹後神経痛
- 悪性腫瘍による疼痛
- その他の顔面痛
- 口腔領域の手術後の疼痛

C 合併症

　オトガイ神経ブロックは，他の三叉神経末梢枝ブロックと比較して合併症は少なく，安全に行うことができる．
- 「総論5．神経ブロックに伴う副作用・合併症」を参照

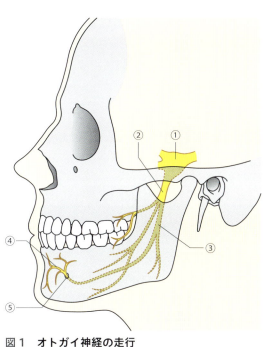

図1　オトガイ神経の走行
①三叉神経節，②下顎神経，③下歯槽神経，④オトガイ神経，⑤オトガイ孔．

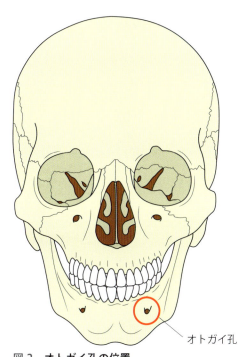

図2　オトガイ孔の位置

D ブロック手技

1 体位（図3）

患者は仰臥位とする．オトガイ孔は外側上方に向けて開口しているため術者は患側に位置し，反対側にモニターを設置する．

2 画像描出の手順

超音波診断装置は，マイクロコンベックス，リニアプローブともに使用可能である．ホッケースティック型も使用可能である．深度は2cm前後で患者に応じて調節する．

a オトガイ孔の確認（図4，5）

下顎にプローブをあてて，オトガイ孔を探す．正中より外側およそ2.5cmの部位に存在し，体表から触れられる場合もある．オトガイ孔の位置をある程度特定したうえでプローブをあてると，容易に探すことができる．骨膜面上に窪み，段差として確認できる場合が多い．破格として，オトガイ孔が同側に2ヵ所ある場合もあるため，上下左右にプローブを動かして孔の確認を行う．

b 動脈の同定

オトガイ孔を確認した際に，カラードプラをあてると動脈を確認できる場合がある．

●画像描出のコツ（図4，5）

横断像でオトガイ孔を確認する．オトガイ孔は外側上方に向かって開口しているため，それと平行となるようにプローブの位置の微調整を行うと描出がより鮮明となる．

3 ブロック針の操作（図6～8）

25Gもしくは27Gのディスポーザブル注射針を用い

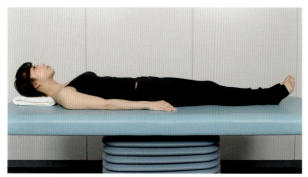

図3 体位

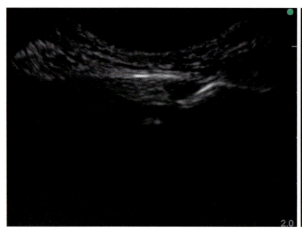 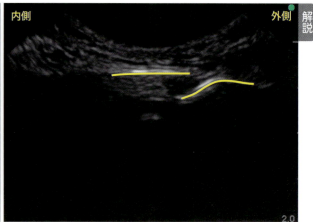

図4 マイクロコンベックスプローブ横断像

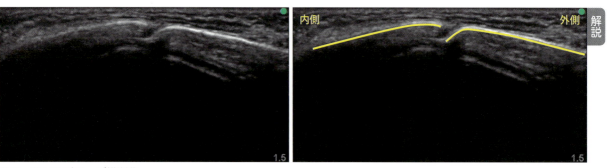

図5 リニアプローブ横断像

3. オトガイ神経ブロック

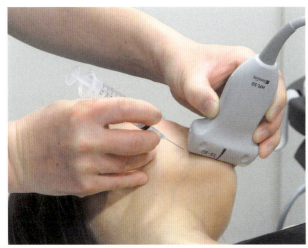

図6 オトガイ神経ブロック

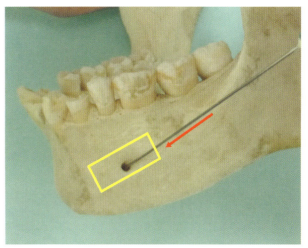

図7 オトガイ孔と針の位置
黄色の枠はプローブの位置を示す．

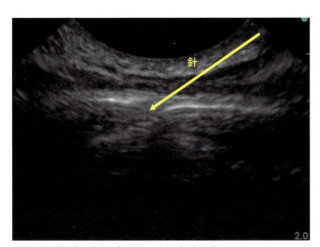

図8 オトガイ神経ブロックの超音波画像

て穿刺する．高周波熱凝固法を行う際には，専用のブロック針（長さ54 mm，先端の非絶縁部4 mm）を用いて行う．患者の外側より正中へ向かって針を穿刺する．皮下に局所麻酔を行った後に針を進め，オトガイ孔へ針が刺入するあたりで，下顎内側の放散痛が得られる．オトガイ孔は眼窩下孔と比較して孔が小さい．

4 局所麻酔薬の注入

1%メピバカインもしくは0.75%ロピバカインを0.2～0.5 mL程度注入する．針の先端より骨膜面上へ局所麻酔薬の拡散が確認できる．高周波熱凝固法を行う際には，放散痛が得られた部位，もしくは50 Hz，0.3～0.5 Vの感覚刺激で再現痛が得られる部位で2%メピバカインを注入し，下口唇で知覚低下が得られていることを確認後，90℃，120秒の高周波熱凝固を行う．

5 ブロック後の注意点

ブロック終了後5分程度の圧迫止血を行う．ブロック後の安静時間は30分程度とし，安静時間終了後は皮下血腫の有無の確認を行い，起き上がり，ふらつきなどなければ終了とする．

COLUMN

三叉神経末梢枝ブロックは，超音波診断装置が普及する以前からランドマーク法で行われており，三叉神経痛に苦しむ人々を痛みから解放してきた．ランドマーク法は，神経が通る孔や切痕の位置関係，神経の走行や神経支配領域を熟知したうえで行う方法である．そして，超音波診断装置は組織や針の可視化によってその手技をより安全に，正確に行うためのものである．ランドマーク法の技術も超音波ガイド下ブロックの手技習得に有利となるため，穿刺法の学習を勧める．

● 文献
1) 重松正仁ほか：現代日本人の下顎骨副オトガイ孔の発現頻度に関する研究．日口腔科会誌 58：50-55，2009

各論 I. 頭部領域

4. 後頭神経ブロック

A 解剖

大後頭神経は第2頸神経(C2)の後枝から分岐する[1]. 分岐した大後頭神経は, 下頭斜筋の尾側を回り, 下頭斜筋と頭半棘筋の間を斜め内側に上行する (図1〜3). そして後頭部を上行する. 頭半棘筋と僧帽筋が後頭骨に付着するレベルで頭半棘筋と僧帽筋を貫いて後頭動脈の内側を上行する (図4). 一般的に正中より2.5 cm外側を走行するといわれるが実際には一定していない[2].

超音波ガイドにより, 従来から行われている外後頭隆起の外側2〜2.5 cmの部位 (遠位アプローチ) で大後頭神経を描出して行うブロックに加えて, 下頭斜筋に接する部分 (近位アプローチ) でも神経を描出し, ブロックすることが可能となっている[3]. 超音波ガイド下による

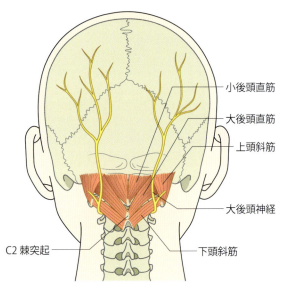

図1 解剖

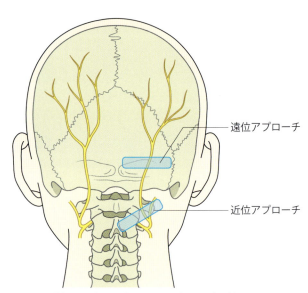

図2 遠位・近位アプローチのプローブの位置
□はプローブの位置を示す (以降同).

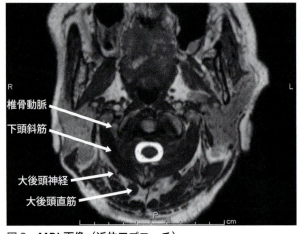

図3 MRI画像 (近位アプローチ)

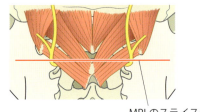

MRIのスライス位置

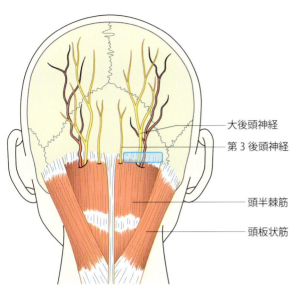

図4　遠位アプローチのプローブの位置
図2に頭半棘筋と頭板状筋を加えた．

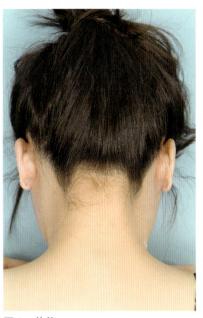

図5　体位

大後頭神経ブロック近位アプローチは，2010年にGreherらが最初に報告した[4]．遠位アプローチでは外後頭隆起の外側で，神経を描出する．それに対し近位アプローチでは，第2頸椎（C2）棘突起を起始とし，第1頸椎（C1）横突起を停止とする下頭斜筋の上に大後頭神経が乗っているようにみえる部分を描出する（図2）．下頭斜筋の腹側に椎骨動脈がみえている（図3）．

B　適　応[1,2,5]

群発頭痛，後頭神経痛，片頭痛，慢性連日性頭痛，持続性片側頭痛，新規発症持続性連日性頭痛，頸原性頭痛，外傷後頭痛，硬膜穿刺後頭痛など，多くの頭痛関連疾患に適応されている．

C　合併症[1,5]

- 「総論5．神経ブロックに伴う副作用・合併症」を参照
- 脊髄くも膜下穿刺
- 迷走神経反射
- 刺入部の痛み，めまい，首の硬直感
- 脱毛

D　ブロック手技

1　体　位（図5）

近位アプローチ，遠位アプローチとも腹臥位で行う．頭をわずかに下げて，皮膚に緊張を持たせる体位のほうが施行しやすい．

2　画像描出の手順

遠位アプローチ，近位アプローチそれぞれの画像描出の手順を示す．超音波診断装置はリニアプローブを用いて，画面の設定深度は遠位アプローチの場合は1.8 cm，近位アプローチの場合は3.3～4 cmにする．

●画像描出のコツ[2~4]

a　遠位アプローチ

遠位アプローチは従来行われていたランドマーク法と同様であり，後頭動脈を触れ，その内側に存在する大後頭神経をブロックするものである．後頭隆起の外側2 cmのところにプローブの中心がくるように，そして神経に交差するようにプローブをあてる．カラードプラにすると，容易に動脈の拍動をみることができる．動脈の内側に大後頭神経をみつけることができる（図6）．体表からの神経の深さは8.0（5.3～10.9）mmである[4]．

b　近位アプローチにおけるC2の同定

①C2：二股に分かれた特徴的な形をしているので，容易に同定できる（図7）．その後，患側へプローブを移動させる．

②近位アプローチにおける筋，神経の同定：体表から3～4 cmの深さにC2椎弓がみえる（図8）．さらに，プローブの外側をやや頭側に回転すると，下頭斜筋の長軸像がみえ，下頭斜筋と頭半棘筋の間に大後頭神経がみえる（図9，10）．体表から神経の深さは17.5（9.8～29.0）mmで，C2棘突起から神経までの距離は27.6（18.9～

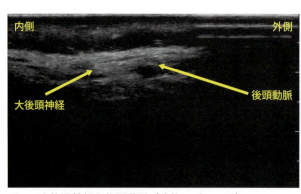

図6　大後頭神経と後頭動脈（遠位アプローチ）

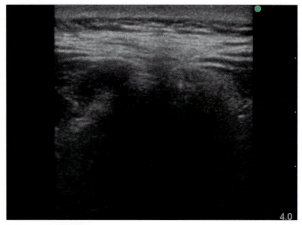 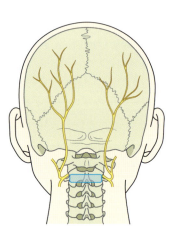

図7　C2 棘突起

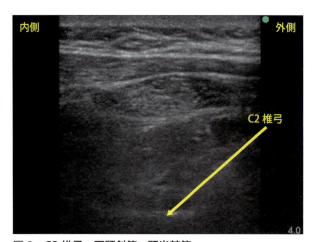 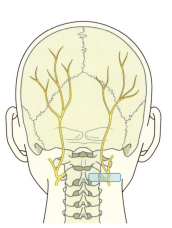

図8　C2 椎弓，下頭斜筋，頭半棘筋

32.6）mm である[4]．

3　ブロック針の操作

刺入方法として，平行法と交差法があるが，ここでは平行法の説明をする．

ⓐ 遠位アプローチ

大後頭神経と後頭動脈を確認し，動脈の穿刺を防ぐために内側から外側へ平行法で刺入する（図11）．針は22〜25 G，25〜27 mm の注射針を用いる．

ⓑ 近位アプローチ

下頭斜筋，頭半棘筋，大後頭神経をはっきり描出して

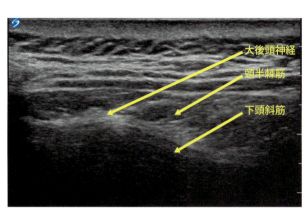
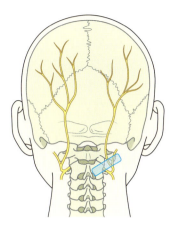

図9 大後頭神経, 頭半棘筋

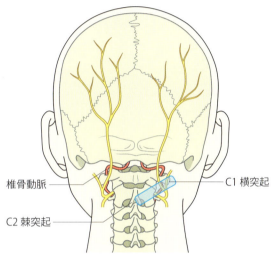

図10 近位アプローチのプローブの位置

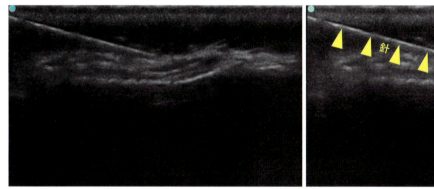
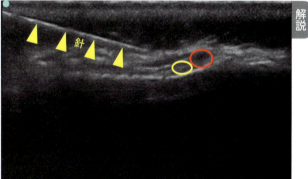
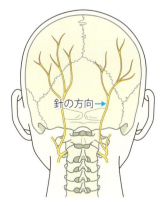

図11 遠位アプローチでの穿刺画像

おく．針は22〜25 G，25〜27 mmの注射針を用いる[3]．針の刺入は，内側，外側のどちらからでも可能である．深く針を刺しすぎると，内側から外側へ刺入した場合には椎骨動脈へ，外側から内側への場合は脊柱管内への誤刺入の可能性が否定できない．他のブロックと同じく，針先の描出が大切である．針先が確認できない時には針を進めない．そして，大後頭神経は体表から2 cm程度の比較的浅い位置にあり，深く刺入する必要はないことを理解しておくべきである．

4 局所麻酔薬の注入

局所麻酔薬による合併症を減らすため，特に高齢者では濃い局所麻酔薬は避ける[1]．必要に応じステロイドを混注する[6]．延長チューブをつけたシリンジに薬液を入れ，注入は助手が行う．注入前に吸引して血管内に針先がないことを確認する．薬液は0.5〜1%リドカイン0.5 mLに必要に応じ水溶性ステロイドを加える[7]（Pingreeらの研究では，2%リドカイン1 mL，0.25%ブピバカイン2.5 mL，ベタメタゾン3 mgの合計4 mLを使用している[8]）．少量ずつ効果と副作用をみながら注入する．

5 ブロック後の注意点

特に高齢者では，仰臥位での観察時間を長めに取っておく．

▶ブロックに関する知識を深める文献
1) Greher M et al：Sonographic visualization and ultrasound-guided blockade of the greater occipital nerve：a comparison of two selective techniques confirmed by anatomical dissection. Br J Anaesth 104：637-642, 2010

COLUMN

大後頭神経ブロックの遠位アプローチと近位アプローチ

大後頭神経ブロック遠位アプローチは，従来，ランドマーク法によって行われていたが，超音波ガイドにより，より正確に，局所麻酔薬の量を減らして施行できる可能性がある．さらに近位アプローチの出現により，より頸椎に近い部位でのブロックが可能になった．頸椎を原因とする頸原性頭痛では遠位アプローチより近位アプローチのほうが薬液を病変部近くに注入できるため効果的である可能性がある[9]．しかし，大後頭神経ブロックの効果についてはまだ研究の余地があり，近位アプローチでは重大な合併症も生じうる．施行に際しては十分にリスクベネフィットを考慮したい．

●文献●
1) Blumenfeld A et al：Expert consensus recommendations for the performance of peripheral nerve blocks for headaches：a narrative review. Headache 53：437-446, 2013
2) 石川慎一：後頭神経ブロック．神経ブロックのための3D解剖学講座，大塚愛二ほか（監），武田吉正ほか（編），メディカル・サイエンス・インターナショナル，東京，p5-19, 2013
3) 北山眞任ほか：Ⅰ-2. 頸椎と傍脊椎領域の超音波画像．超音波ガイド下脊柱管・傍脊椎ブロック，小松 徹ほか（編），克誠堂出版，東京，p80-87, 2010
4) Greher M et al：Sonographic visualization and ultrasound-guided blockade of the greater occipital nerve：a comparison of two selective techniques confirmed by anatomical dissection. Br J Anaesth 104：637-642, 2010
5) Lambru G et al：Greater occipital nerve blocks in chronic cluster headache：a prospective open-label study. Eur J Neurol 21：338-343, 2014
6) Leroux E et al：Suboccipital steroid injections for transitional treatment of patients with more than two cluster headache attacks per day：a randomised, double-blind, placebo-controlled trial. Lancet Neurol 10：891-897, 2011
7) 北山眞任ほか：後頭神経ブロック．ペインクリニック 34［別冊］：S321-S331, 2013
8) Pingree MJ et al：Clinical efficacy of an ultrasoundguided greater occipital nerve block at the level of C2. Reg Anesth Pain Med 42：99-104, 2017
9) Lauretti GR et al：Efficacy of the Greater Occipital Nerve Block for Cervicogenic Headache：Comparing Classical and Subcompartmental Techniques. Pain Pract 15：654-661, 2015

II 各論

頸部領域

1. 星状神経節ブロック
2. 頸神経叢ブロック
3. 神経根ブロック
4. 椎間関節ブロック

各論 II. 頸部領域

1. 星状神経節ブロック

A 解剖[1,2]

通常，星状神経節は第1胸椎（T1）レベルで頸長筋が徐々に小さくなったところで，コンパートメント内に神経幹とともに認められる．第6頸椎（C6）近くには中頸神経節が存在する．星状神経節ブロックは，コンパートメントブロックとして交感神経節前・節後線維を遮断するブロックである．超音波ガイド下で施行する場合に重要になるC6レベルの頸部横断面（図1）を示す．星状神経節ブロックは，通常C6レベルで行うことが多く，このレベルでは頸部交感神経幹が前結節よりやや内側で頸長筋の前面に存在している．頸長筋は深頸筋膜におおわれており，これは翼状筋膜といわゆる椎前葉とに分かれる．星状神経節および交感神経幹は非常に薄いこれら2つの筋膜の間を走行している．頸長筋は第3頸椎～第3胸椎（C3～T3）のレベルでもっとも長く，かつ内側に位置している筋肉であり，遠位側になるにつれ椎体に近づき，C6レベルでは筋の内側縁はC6椎体前面に位置している．星状神経節ブロックの成功のためには頸長筋は重要な要素である．超音波ガイド下星状神経節ブロックでは，頸長筋内での薬液の広がりが認められ，可視化できることでより成功率は高まる．

椎骨動脈は，通常はC6横突孔から椎体内に進入するが，より上位椎体レベルから進入する破格が認められる[3,4]．超音波ガイド下で施行する場合にはC6レベルでの椎骨動脈の走行を確認する必要がある．しかしながら，星状神経節ブロックの際の血管穿刺などの血管が関係する合併症の原因血管としては，椎骨動脈よりも，むしろC6，第7頸椎（C7）レベルで横突起前面を走行する上行頸動脈や甲状頸動脈から分枝する下甲状腺動脈などが考えられる（図2）[5,6]．

B 適応

- 頭部顔面の痛み，頸部・肩・上肢の痛み，その他の非疼痛性疾患

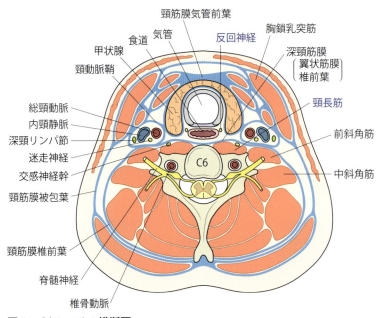

図1　C6レベルの横断面

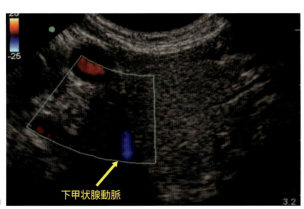
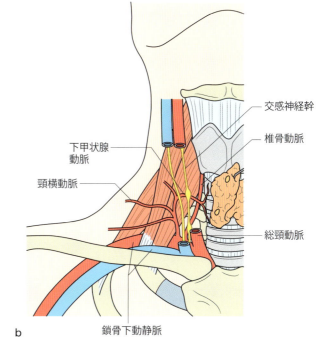

図2 C7レベルでの下甲状腺動脈
a：超音波画像．b：解剖．

- 非定型顔面痛，症候性三叉神経痛（抜歯後神経障害性疼痛など），帯状疱疹，帯状疱疹後神経痛など
- 頸椎椎間板ヘルニア，変形性頸椎症，外傷後頸部症候群，胸郭出口症候群，上肢複合性局所疼痛症候群(CRPS)，幻肢痛，Raynand病，帯状疱疹，帯状疱疹後神経痛など
- 末梢性顔面神経麻痺，網膜血管閉塞症など

C 合併症

- 「総論 5．神経ブロックに伴う副作用・合併症」を参照
- 反回神経麻痺（嗄声）
- 腕神経叢麻痺（上肢の筋力低下，痺れ）
- 食道穿刺
- 硬膜外腔注入
- くも膜下腔注入（呼吸困難，呼吸停止）
- 気胸
- 咽後間隙血腫（呼吸困難　致死的になることもある）

D ブロック手技

1 体位

マイクロコンベックスプローブを使用する場合には，平行法，交差法どちらの場合も，盲目的アプローチ（傍気管法）で行う場合と同様に仰臥位で顔は真正面で顎を突き出した体位で行う．外側平行法でリニアプローブを用いる場合は，顔を健側に向けて行う．肩の下に枕を置いてやや半側臥位にしたほうが穿刺しやすい場合がある．

2 画像描出の手順

頸椎の短軸像をC7から頭側へ追っていく．C7では横突起の前結節がないが，C6レベルになると横突起の前結節が認められるため（図3, 4），この形状からC6の穿刺レベルを確認する．また，カラードプラで椎骨動脈の走行をC7から頭側へ追っていき，椎体内に入るレベルを観察しておく．プレスキャンの際に血管の走行を確かめておくことが重要である．C6レベルで気管，甲状腺，頸長筋，総頸動脈，椎前葉を確認する（図5）．

3 ブロック針の操作

a マイクロコンベックスプローブを用いた手技

プローブを体軸と垂直で気管と総頸動脈の間に水平方向に置く（図6）．プローブで盲目的手技で手指で行うのと同様に総頸動脈を外側に移動させ，プローブを圧迫して，針の刺入経路を確保する．短軸平行法では内側，外側アプローチが可能である．交差法の場合にはプローブの尾側から針を刺入する．平行法の場合が針の描出が可能で，より安全である．

①短軸平行法（内側アプローチ）（図7）：気管外側から甲状腺をよけて穿刺する．内側アプローチでは甲状腺

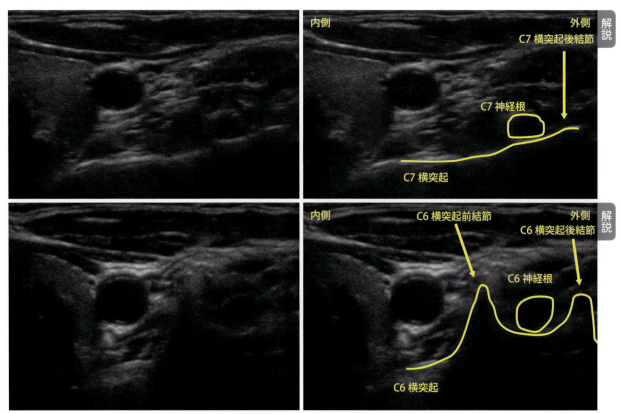

図3　リニアプローブでのC6，C7横突起の超音波画像

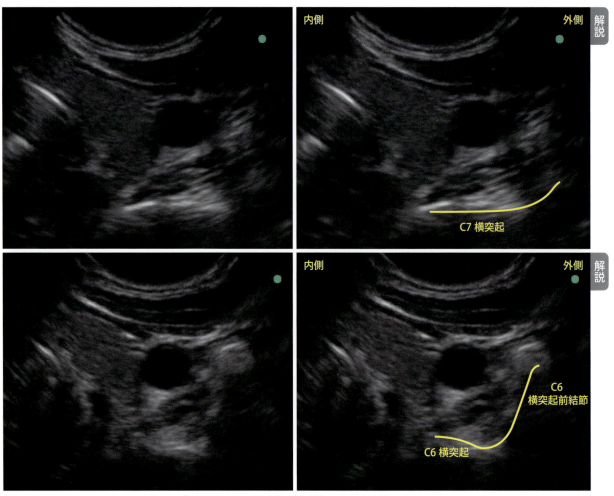

図4　マイクロコンベックスプローブでのC6，C7横突起（右側）の超音波画像

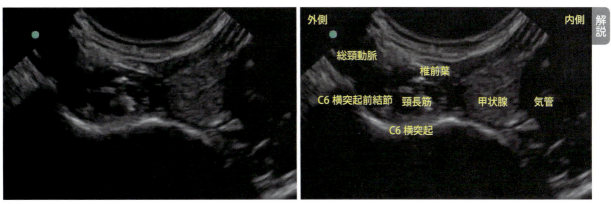

図5　C6レベル（左側）の超音波画像（マイクロコンベックスプローブ）

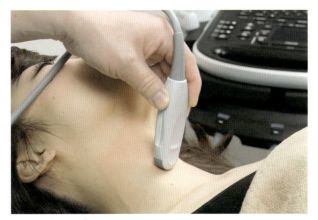

図6　プローブの位置

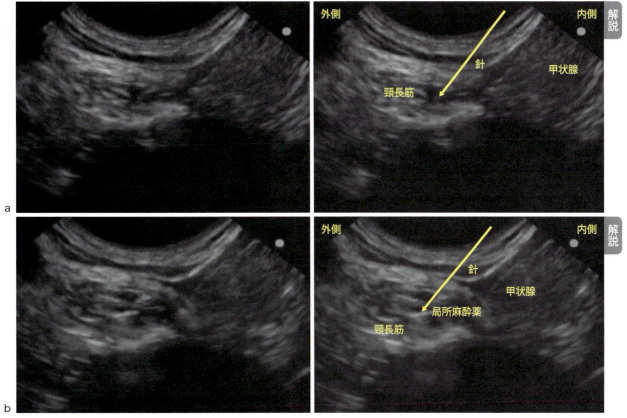

図7　平行法（内側アプローチ）左側の超音波画像（マイクロコンベックスプローブ）

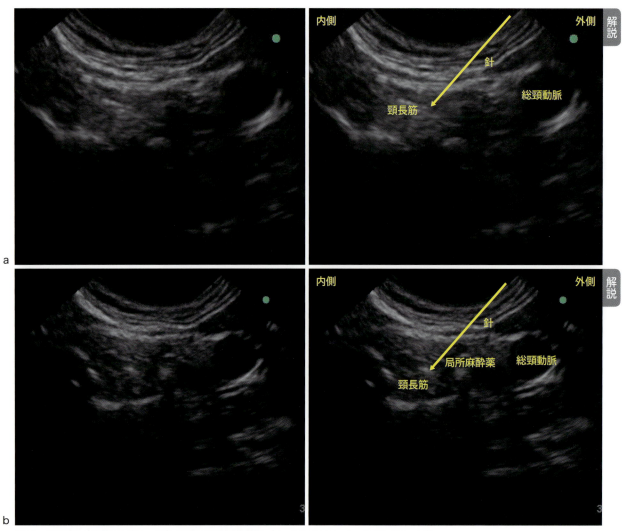

図8 平行法(外側アプローチ)右側の超音波画像(マイクロコンベックスプローブ)

をよけるのが困難なことがある．

②短軸平行法(外側アプローチ)(図8):総頸動脈をできるだけプローブの外側に移動させ，総頸動脈の内側から頸長筋内へ針を穿刺する．まれに，総頸動脈が外側へ移動できない場合は内側へ移動させ，内頸静脈の外側から穿刺しなければならない場合もあるが，外側アプローチで行うのが血管穿刺や甲状腺穿刺の危険が少なく比較的安全である．

③短軸交差法(図9):甲状腺と総頸動脈の間でプローブの尾側から，盲目的手技と同様に穿刺する．交差法では針の描出が困難であるが，平行法より短い距離で行うことができる．できるだけ総頸動脈と甲状腺との間を広くなるようにプローブで圧迫する．

ⓑ リニアプローブを用いた手技(図10)

マイクロコンベックスプローブを使用する場合よりも穿刺距離が長くなるため，23～25Gカテラン針もしくは超音波用ブロック針(50 mm)を用いる．内頸静脈が虚脱する程度にプローブで皮膚を圧迫する．内頸静脈の外側から針を刺入して，深頸筋膜を貫いて頸長筋内へ針を進める．内頸静脈が圧迫できない場合，やむをえず経内頸静脈的に穿刺せざるをえない場合がある[7]．

4 局所麻酔薬の注入

24～25G，19～32 mmの注射針を用いて，1%メピバカイン(リドカイン)2～5 mLを，深頸筋膜(椎前葉)を貫いて頸長筋内に注入する方法(筋膜下注入法)は合併症が発生する危険性が少なく効果的である．頸長筋内に局所麻酔薬が広がるのを視認することができる(図7b，8b，9b)．筋膜上注入の場合には，反回神経麻痺が起こることがある．至適注入量としては，超音波ガイド下星状神経節ブロックでは2 mL注入で十分な効果が得られるという報告がある[8]．

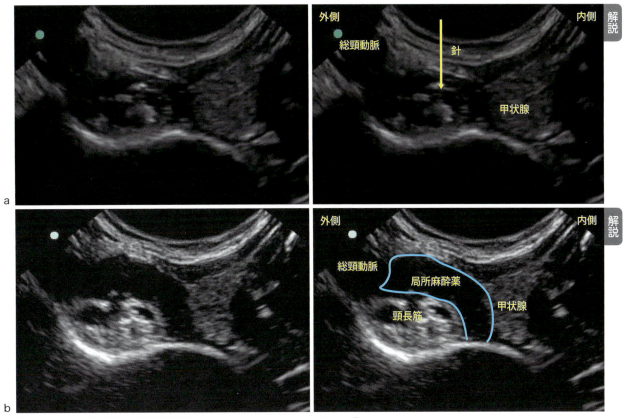

図9 交差法（左側）の超音波画像（マイクロコンベックスプローブ）

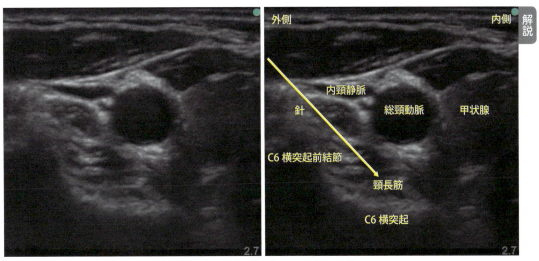

図10 平行法（外側アプローチ）左側の超音波画像（リニアプローブ）

5 ブロック後の注意点

　超音波ガイド下に行う場合には比較的安全に施行でき，合併症の起こる頻度は低いが，盲目的穿刺法と同様に，抜針後はまず術者が圧迫し，次に患者のブロック反対側の指を穿刺部へ誘導し，5分間ほど圧迫させる．患者自身で圧迫できない場合は医療者が圧迫する．ブロック後は，20～30分程度の十分な観察を必要とする．

▶ブロックに関する知識を深める文献：星状神経節ブロックを行う際の超音波解剖を理解するために

1) Bhatia A et al：Evaluation of sonoanatomy relevant to performing stellate ganglion blocks using anterior and lateral simulated approaches：an observational study. Can J Anesth 59：1040-1047, 2012

COLUMN

どの方法がもっとも推奨されるか

甲状腺穿刺や血管穿刺などの危険性がもっとも少なく，安全かつ比較的簡便に行うことができるのはマイクロコンベックスプローブを使用した短軸平行法外側アプローチである．

● 文献 ●

1) 平川奈緒美ほか：超音波ガイド下星状神経節ブロック．ペインクリニック **29**：1459-1465，2009
2) 平川奈緒美：星状神経の解剖と機能．ペインクリニック **35**：149-157，2014
3) Yamaki K et al：Anatomical study of the vertebral artery in Japanese adults. Anat Sci Int **81**：100-106, 2006
4) Hong JT et al：Anatomical variations of the vertebral artery segment in the lower cervical spine：analysis by three-dimensional computed tomography angiography. Spine **33**：2422-2426, 2008
5) Narouze S：Beware of the "serpentine" inferior thyroid artery while performing stellate ganglion block. Anesth Analg **109**：289-290, 2009
6) Huntoon MA：The vertebral artery is unlikely to be the sole source of vascular complications occurring during stellate ganglion block. Pain Pract **10**：25-30, 2010
7) 明石奈津子ほか：超音波ガイドによる星状神経節ブロックの手技．ペインクリニック **35**：163-170，2014
8) Lee MH et al：Minimal volume of local anesthetic required for an ultrasound-guided SGB. Pain Med **13**：1381-1388, 2012

各論 II. 頸部領域

2. 頸神経叢ブロック

A 解 剖 (図1, 2)

頸神経叢は第1～第4頸神経（C1～C4）の前枝がつくるループと上頸神経節からの灰白交通枝とからなる[1]皮枝と筋枝からなり，皮枝は，頸の神経点と呼ばれ，胸鎖乳突筋の後縁中央部から現れ，頸の皮膚，胸壁の上外側部，耳介と外後頭隆起の間の頭皮に分布する．この皮枝には小後頭神経（C2，C3），大耳介神経（C3，C4），頸横神経（C3），鎖骨上神経（C3，C4）がある．運動枝として横隔神経［C3～C5（第5頸神経）］，頸神経ワナの他に椎前筋を支配する枝がある[1].

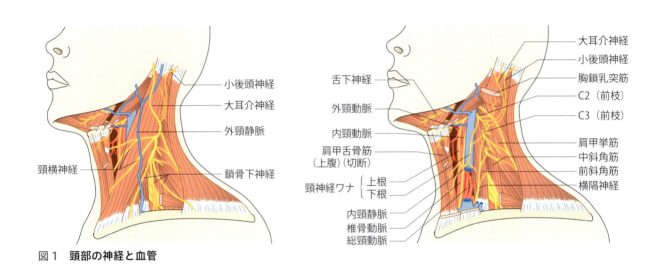

図1　頸部の神経と血管

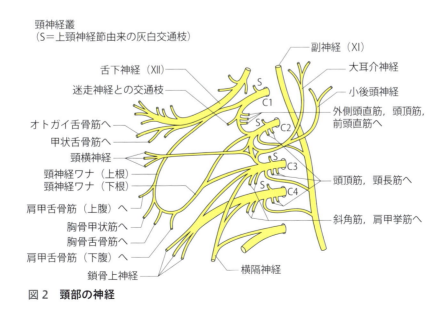

図2　頸部の神経

B 適応

① 浅頸神経叢ブロック

表在性の痛み，帯状疱疹，帯状疱疹後神経痛

② 深頸神経叢ブロック

頸椎症，頸椎椎間板ヘルニア，頸肩腕症候群，外傷性頸部症候群，帯状疱疹，帯状疱疹後神経痛，頭痛，悪性腫瘍による痛み

C 合併症

- 「総論5．神経ブロックに伴う副作用・合併症」を参照
- 硬膜外ブロック
- くも膜下ブロック
- 横隔神経ブロック
- 舌咽神経ブロック
- 迷走神経ブロックなど

D ブロック手技

① 浅頸神経叢ブロック

①-1 体位

ブロック側を上にした（半）側臥位（図3）または仰臥位で健側に顔を向ける．

①-2 画像描出の手順

頸神経叢ブロックを行うためには，頸神経点［第4頸椎（C4）レベル］を同定することが必要である．そのためには第7頸椎（C7）レベルから頭側へプローブを移動させていく．リニアプローブを横断面と水平に置く．C7では頸椎横突起の前結節がないが，第6頸椎（C6）では横突起の前結節と後結節が認められる（図4）ので，頭側へずらしていき，C4レベルを同定（図5）する．C4レベルで胸鎖乳突筋の後縁を描出する．または，盲目法と同様に胸鎖乳突筋と外頸静脈との交点より頭側1.5～2 cm（乳様突起と輪状軟骨を結んだ線の中点）で胸鎖乳突筋の後縁を描出する．

①-3 ブロック針の操作

22～23 G，50 mmのブロック針（超音波用穿刺針）：C4レベルで胸鎖乳突筋の後縁が描出されるようにプローブを置き，平行法で外側から内側に向かって胸鎖乳突筋後縁に向けて針を進めて，頸筋膜浅葉を貫いて胸鎖乳突筋の背側に針を刺入する（図6a）．

①-4 局所麻酔薬の注入

局所麻酔薬（0.5～1.0％メピバカインまたはリドカイン）3～5 mLを少量ずつ投与する．超音波画像で胸鎖乳

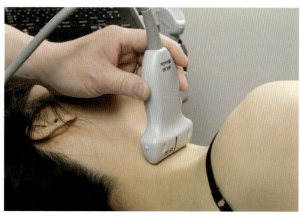

図3 体位
ブロック側を上にした側臥位で横断面に水平にプローブをあてる．

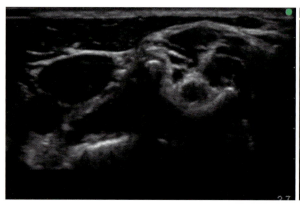
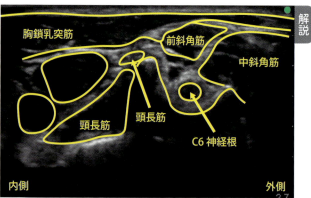

図4 C6レベルでの横突起前結節，後結節とC6神経根の超音波画像

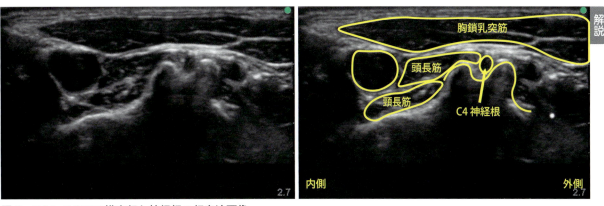

図5 C4 レベルでの横突起と神経根の超音波画像

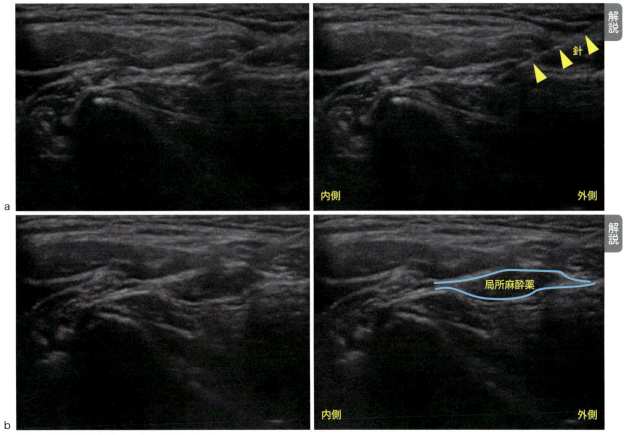

図6 浅頸神経叢ブロックの超音波画像
a：胸鎖乳突筋．浅頸神経叢へ針を穿刺．
b：浅頸神経叢ブロック．局所麻酔薬が頸筋膜の浅葉と深葉の間に貯留．

突筋の背側で頸筋膜の浅葉と後葉との間に局所麻酔薬が広がることを確認する（**図6b**）．局所麻酔薬が頭尾側に広がっていく部位に針を刺入することにより確実なブロックが得られる．

② 深頸神経叢ブロック

②-1 体　位

ブロック側を上にした（半）側臥位で行う．

②-2 画像描出の手順

浅頸神経叢ブロックと同様にリニアプローブを頸部横断面に水平に置き，C7から頭側にプローブを移動し，横突起の形状からC4を同定し，C4神経根を同定する．また，頸長筋および頭長筋を同定する．

②-3 ブロック針の操作

22～23 G，50～60 mm ブロック針（超音波ガイド用）

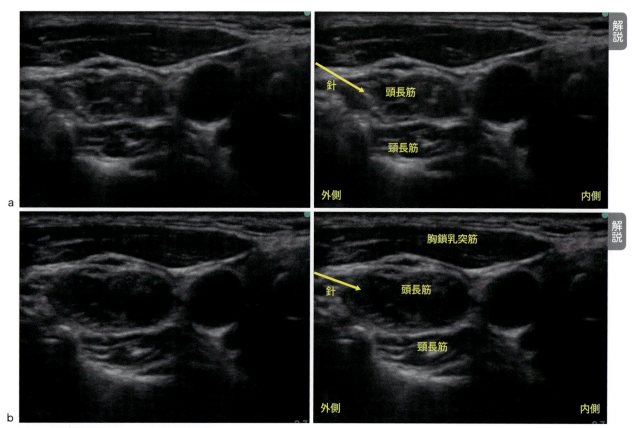

図7　深頸神経叢ブロックの超音波画像
a：C4レベルで頭長筋内に針穿刺（左），b：頭長筋内に局所麻酔薬貯留．

またはカテラン針を用いる．

　C4神経根の尾側で中斜角筋と胸鎖乳突筋の間の頸神経叢に外側から平行法で針を進めていく．外側から針を刺入する時に内頸静脈をプローブで圧迫して穿刺する．また，C4レベルの頸椎横突起を確認でき，頭長筋を確認できるレベルで，プローブを同様に横断面に水平に置き，平行法で外側から頭長筋内に注入する[2]（図7a）頭長筋内注入では交感神経幹もブロックされ，上頸神経節ブロックとなる．

②-4　局所麻酔薬の注入

　0.5～1％メピバカインまたはリドカインを中斜角筋と胸鎖乳突筋の間に吸引しながら少量ずつ注入する．中斜角筋内に薬液が拡散する．放散痛が起こる場合には神経根ブロックになっていることがある．頭長筋内注入では，頭頂筋は局所麻酔薬で膨れてくるのが観察される（図7b）．一方，Choquetらは胸鎖乳突筋と椎前葉の間への注入を推奨している[3]．

②-5　ブロック後の注意点

　深頸神経叢ブロックの際に横隔神経ブロックになることがある．呼吸機能障害のある患者では注意が必要であるが，呼吸機能障害のない場合には無症状のことが多い．舌咽神経ブロックになった場合には嚥下障害が生じ，反回神経ブロックになった場合には，嗄声が生じる．

●文献●

1) Moore KL：頸部．臨床のための解剖学，佐藤達夫ほか（監），メディカル・サイエンス・インターナショナル，東京，p1036-1040，2008
2) Usui Y et al：An anatomical basis for blocking of the deep cervical plexus and cervical sympathetic tract using an ultrasound-guided technique. Anesth Analg 110：964-968, 2010
3) Choquet O et al：Ultrasound-guided deep or intermediate cervical plexus block：the target should be the posterior cervical space. Anesth Analg 111：1563-1564, 2010

各論Ⅱ．頸部領域

3. 神経根ブロック

A 解剖

頸部の脊髄神経は，第1〜第8頸神経（C1〜C8）の8対ある．脊髄の後外側溝を出た後根は，後根神経節をつくった後に，前外側溝から出た前根と合流して脊髄神経を形成する．C1を除き各神経は椎間孔を出てから前結節，後結節の間を通り末梢に向かう．この前後結節の間を神経根が通過するところが超音波画像ではU字型（カニの爪）の窪みの中の円形〜楕円形の構造物として描出される（図1）．このレベルで神経は一様な低エコー像として描出されるが，末梢にいくに従い，1から数個の神経束に分かれてみえる（図2）．末梢神経の構造は，部位にかかわらずほぼ一様である．その構造は軸索を神経内膜（endoneurium）がおおい，それらが束になって神経束（nerve fascicul）を形成する．神経束は神経周膜（perineurium）におおわれる．神経上膜はこれらの神経束を束ね，その外周と神経束間を結合する（図3a）．頸椎の神経は，脊髄に近い中枢側では，結合織が少なく，神経線維主体で均一となるため，一様な低エコー像にみえる．末梢にいくに従い数個の神経束に分かれ，これが超音波で複数の円から楕円状の低エコー像として観察される．さらに末梢にいくと，神経束は多数に分かれ，神経

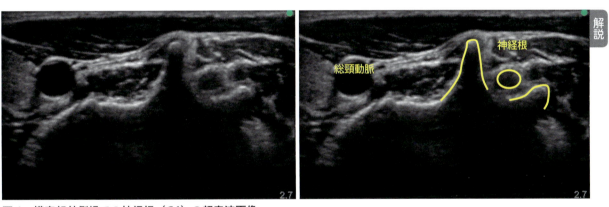

図1 横突起外側縁での神経根（C6）の超音波画像
神経根は前結節と後結節でつくられる，U字型（カニの爪）の窪みの中の円形〜楕円形の一様な低エコー像として描出される．

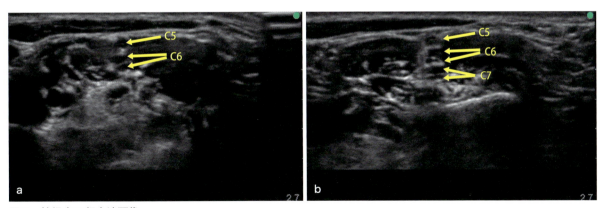

図2 神経束の超音波画像
a：神経根からやや末梢のレベルであり，C6では数個の神経束が認められる．
b：さらに末梢の神経幹に近いレベルである．C6，C7とも低エコーに描出される多数の神経束が確認できる．

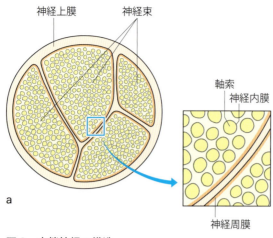

図3　末梢神経の構造
a：中枢側，b：末梢側．

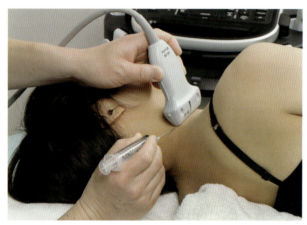

図4　体位，穿刺イメージ
患側を上にした側臥位または半側臥位．

束間の結合織の割合も増える（図3b）．これらが超音波で高エコーにみえるため，神経束の低エコーとコントラストがつき，ブドウの房状または蜂の巣状と表現される．C1～C4の前枝は頸神経叢を形成し，第5頸神経～第1胸神経（C5～T1）の前枝は腕神経叢を形成する．

B 適応

頸椎椎間板ヘルニア，頸椎症性神経根症，帯状疱疹，帯状疱疹後神経痛，Pancoast腫瘍

C 合併症

- 「総論5．神経ブロックに伴う副作用・合併症」を参照
- 脊髄くも膜下ブロック
- 脳梗塞，脊髄梗塞[1,2]（椎骨動脈または前脊髄動脈の塞栓，解離により起こりうる．ステロイドには懸濁液を使用しない）

D ブロック手技

1 体位（図4）

患側を上にした側臥位から半側臥位とする．

2 画像描出の手順

C3～C8神経根ブロックについて解説する（C2に関してはCOLUMN②を参照）．プローブは高周波リニアプローブを使用する．神経根のレベルを同定するには，まず横突起を描出し，それが何番目の横突起かを同定する．プローブを輪状軟骨の高位で，側方から頸椎の長軸に垂直にあて，横突起を描出する．このレベルでは第6頸椎（C6）の横突起が描出されることが多い．第3～第6頸椎（C3～C6）の横突起は前結節，後結節がU字型（カニの爪様）に描出され，神経根はU字の窪みに円形～楕円形の低エコー性の構造物として描出される（図1）．このU字の窪みはC6でもっとも深く，頭側に移動するに従い窪みが浅くなる（図5）．また，第7頸椎（C7）横突起は前結節が短小または欠損し，椎骨動脈が露出していることから同定可能である（図6）．さらに，尾側にプローブを移動すると，第1肋骨頸上にC8神経根が描出され（図7），その尾側に第1胸神経（T1）根が第1肋骨の下から現れ，C8とともに下神経幹を形成するのがみられる（図8）．

3 ブロック針の操作

おのおのの神経根が同定されたなら，プローブの外側

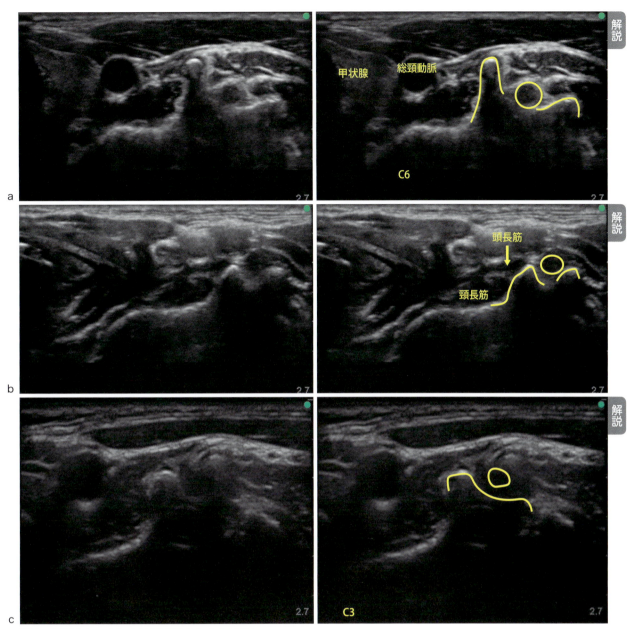

図5 頸椎のレベルによる横突起のみえ方の違い
a：C6レベル，b：C4レベル，c：C3レベル．
C6は横突起の前結節と後結節からなるU字の窪みがもっとも深いが，頭側になるほど窪みが浅くなる．

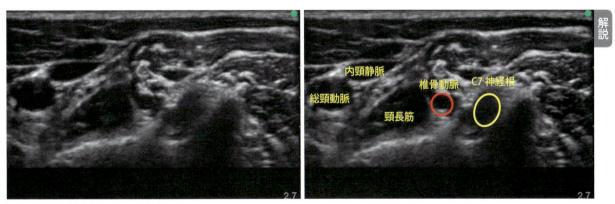

図6 C7の横突起の違いによる同定
C7には前結節がないことで同定できる（図5のC6と比較）．

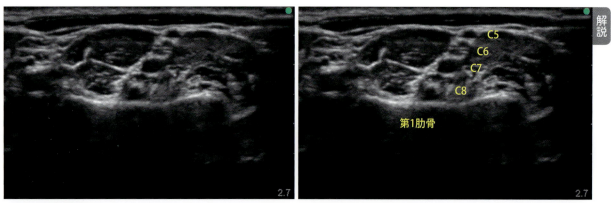

図7 C8神経根
C8神経根は第1肋骨頭上に描出される．

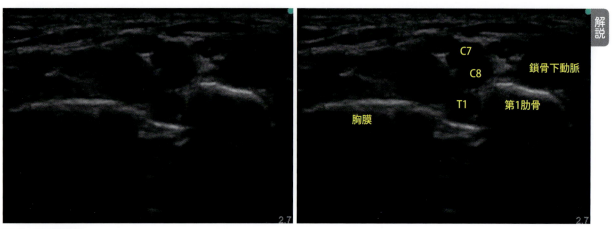

図8 T1神経根
T1は第1肋骨を挟むようにしてC8と合流し，下神経幹を形成する．

縁から針を穿刺し，円形から楕円形の神経根に向かって針を進める．筆者は25 G, 60 mmの注射針を使用している．従来の透視下神経根ブロックの目標は，超音波画像上では横突起の前結節と後結節がU字型に描出され，神経がそのU字から出るギリギリの部位である（図9）．しかし，この部位では神経根は1つの丸い低エコー性の構造物に描出されるため，針を穿刺すると非常に強い放散痛が出現する．

そこでもう少し神経根を末梢に追っていき，低エコー性の円が複数のより小さな円（神経束）に分かれたところを穿刺目標とする．この部位で低エコー性の円と円の間に針を刺入し薬液を注入すれば，ほとんどの場合放散痛を得ることなく，神経内（神経上膜内）に薬液を注入することができる（図10）．造影してみるとやや末梢から薬液が注入されることになるが，椎間孔内に造影剤が入っていくのがわかる（図11）．

神経の走行する方向やプローブの解像度から，このような方法が可能なのは主としてC5からC8であり，C3，C4に関しては神経根レベルで神経根周囲に薬液を注入することになる．

4 局所麻酔薬の注入

1％メピバカイン1 mLとデキサメタゾン3.3 mgの混合液を注入する．注入時には細い延長チューブにシリンジを接続し，助手に注入してもらう．超音波ガイド下ブロックでは血管内注入がわかりにくいので少量ずつ分割注入し，そのつど意識と上肢の運動障害のないことを確認しながら注入する．

5 ブロック後の注意点

硬膜外，硬膜下，くも膜下注入の可能性があるので，注入後の意識状態，バイタルサインに注意する．また，前脊髄動脈に局所麻酔薬が注入された場合には，一過性の脊髄麻痺が生じる可能性がある．

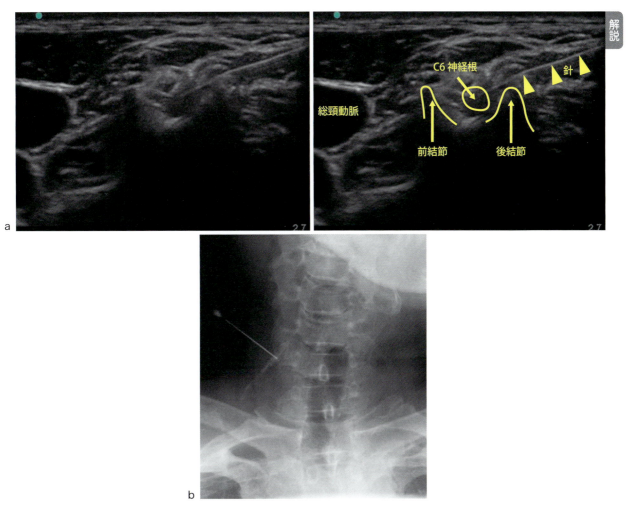

図 9　C6 神経根ブロックの超音波画像（a）と造影所見（b）
結節間のレベルが従来の透視下神経根ブロックの穿刺目標と一致する．

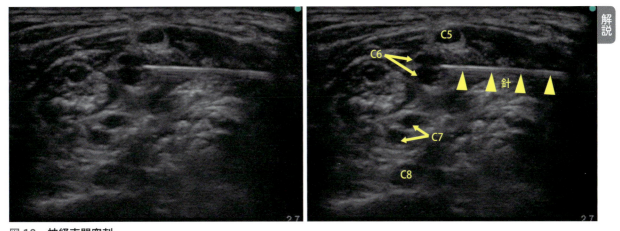

図 10　神経束間穿刺
神経束間に針を進めることができれば，ほとんどの場合放散痛なく神経内注入できる．

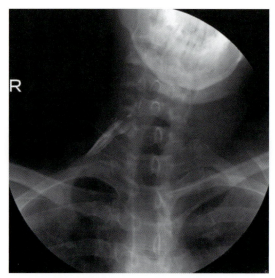

図11 神経束間注入（神経上膜内注入）
腕神経叢レベルで穿刺したため針先は末梢にあるが，造影剤は脊柱管内に広がっている．

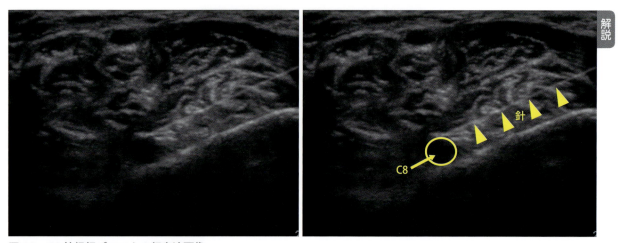

図12 C8神経根ブロックの超音波画像
C8神経根の神経束間アプローチが困難であったので，C8神経根の上縁を狙って神経上膜内に穿刺した．

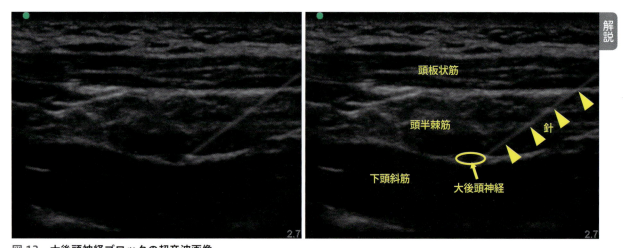

図13 大後頭神経ブロックの超音波画像
C2に関しては，超音波ガイド下ブロックでは下頭斜筋上の大後頭神経ブロックを行っている．

COLUMN ①

　C5やC8の神経根から神経幹レベルでは分枝する神経束の数が少ない[3]．また，角度によっては神経束間に針を刺入するのが困難な場合がある．この場合は，神経の上縁または下縁を薄く削ぐように針を刺入することで，同様に放散痛を得ずに神経内に薬液を注入することが可能である（図12）．

COLUMN ②

　C2の後枝は大後頭神経と命名され，例外的に前枝よりも強大である．筆者はC2の神経根ブロックに関しては，従来どおりX線透視下に行うか，または超音波ガイド下に下頭斜筋上の中枢側で大後頭神経ブロックを行っている（図13）．

文献

1) Suresh S et al：Cerebellar and brainstem infarction as a complication of CT-guided transforaminal cervical nerve root block. Skeletal Radiol **36**：449-452, 2007
2) Wallace MA et al：Complications of cervical selective nerve root blocks performed with fluoroscopic guidance. AJR **188**：1218-1221, 2007
3) Bonnel F：Microscopic anatomy of the adult human brachial plexus：an anatomical and histological basis for microsurgery. Microsurgery **5**：107-118, 1984

各論Ⅱ．頸部領域

4. 椎間関節ブロック

A 解剖

頸椎では上下の関節突起が連なって1本の円柱をつくる．上関節面は後上方を，下関節面は前下方を向く．よって，これらの関節面は後方からみると外側下方に傾き，側方からみると後下方に傾く．傾きは下位になるほど垂直に近くなり，上位になるほど緩やかになり，水平に近づく[1]（図1）．椎間孔の出口付近で脊髄神経は前枝と後枝に枝分かれする．後枝はカーブしながら背側に向かって走行し，横突起の基部を横切る時に内側枝と外側枝に分かれる．外側枝は背側尾側に向かい，頭半棘筋の表層に出て，板上筋，起立筋に分布する．内側枝は関節柱のくびれの部位を頭半棘筋の起始部におおわれて走行する．頸椎のレベルによっては，内側枝は浅内側枝と深内側枝に分かれる．第2/第3頸椎（C2/C3）椎間関節は第2頸神経（C2）後枝からの交通枝と第3頸神経（C3）後枝または交通枝からの関節枝によって支配される．第3/第4頸椎（C3/C4）から第6/第7頸椎（C6/C7）の椎

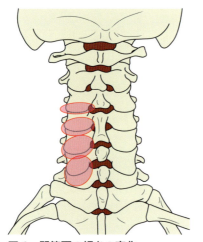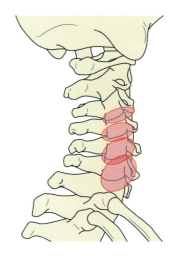

図1　関節面の傾きの変化
頸椎椎間関節の関節面はレベルにより3次元的に変化する．

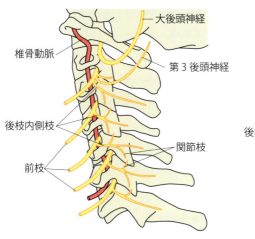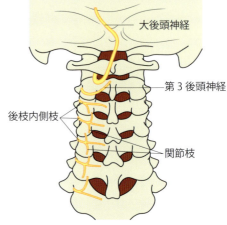

図2　頸椎椎間関節の神経走行

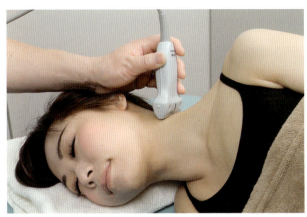

図3 体位

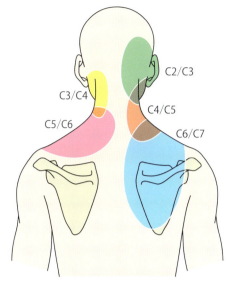

図4 椎間関節内に造影剤を注入した時に起こる放散痛の分布

[文献3より]

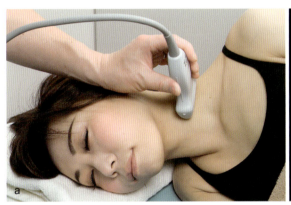

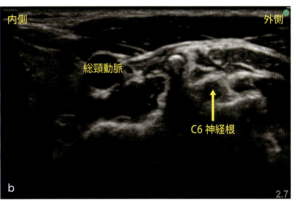

図5 頸椎横突起の描出
a：プローブの位置，b：aの超音波画像．
プローブを輪状軟骨の高さで前方からあて，横突起を明瞭に描出する．

間関節は，後枝内側枝または深内側枝から枝分かれした関節枝によって上下方から2重に支配されている（図2）[2]．C2，C3後枝は太く，それぞれ大後頭神経，第3後頭神経と命名されている．

B 適応

頸椎椎間関節症，頸椎捻挫，変形性頸椎症，頸椎椎間板ヘルニア，頸椎圧迫骨折，関節リウマチ，外傷性頸部症候群

C 合併症

- 「総論5．神経ブロックに伴う副作用・合併症」を参照
- 椎骨動脈穿刺
- 脊髄くも膜下ブロック
- 硬膜外ブロック

D ブロック手技

1 体位（図3）

患側を上にした側臥位とし，術者は患者の腹側に立つ．

2 画像描出の手順

C2/C3からC6/C7椎間関節の椎間関節ブロックについて解説する．プローブは高周波のリニアプローブを使用する．まず，ブロックする頸椎のレベルを決定する．これには関節柱を体表から指で圧迫し，圧痛があった部位または，Dwyerらによる椎間関節造影で得られた放散

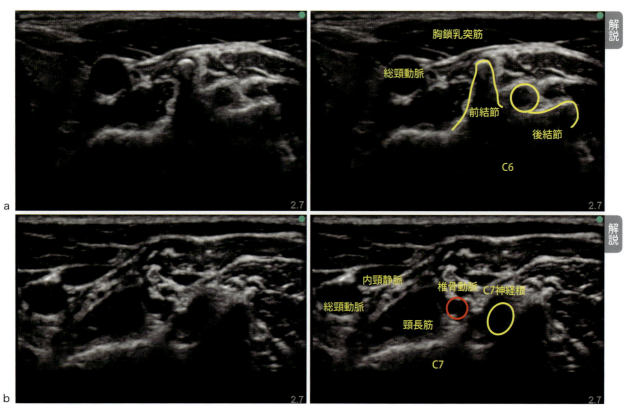

図6 C7の同定
a：C6レベル，b：C7レベル．
C7には前結節がないことでC7を同定する．

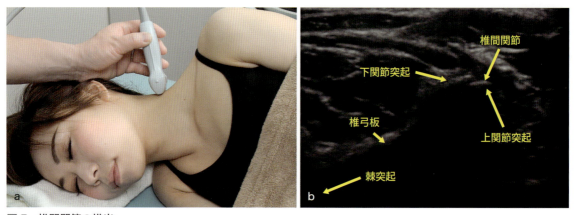

図7 椎間関節の描出
a：プローブの位置，b：aの超音波画像．
図5のプローブの位置から背側に移動させ，関節柱椎弓版を描出する．

痛の場所から推測する[3]（図4）．プローブを頸椎のおよそ輪状軟骨の高さで，頸部の前側方から頸椎の長軸に垂直にあてる．この時，横突起の前後結節が明瞭にみえるようにプローブを調節する（図5）．頸椎横突起が描出できたら，頭尾側にプローブを動かし，C7には前結節がないことから，C7を同定する（図6）（「各論Ⅱ-3．神経根ブロック」を参照）．目的とする椎間関節の横突起が同定できたならプローブを皮膚に沿って背側に移動させ，関節柱を描出する．椎間関節は上関節突起，下関節突起の間の溝として描出される（図7）．CT（図8）と比較するとよくわかる．解剖で述べた関節柱の傾きを考慮し，若干プローブを前下方に傾けると溝が明瞭に描出される．穿刺経路に腕神経叢，血管などがないことを確認する．

3 ブロック針の操作

25 G，38 mmの注射針をプローブの腹側（気管側）から平行法で刺入し，椎間関節に向けて進める．針先が椎間関節に入る独特の感触が得られる（図9）．

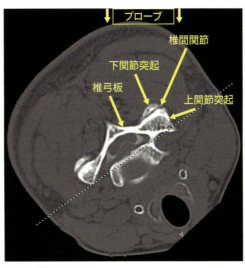

図8　図6のCT

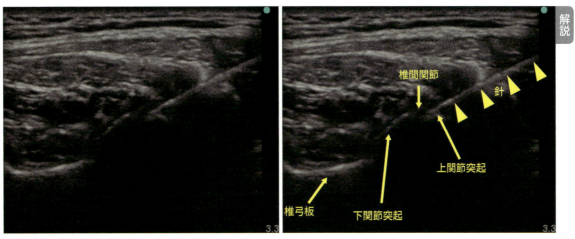

図9　頸椎椎間関節ブロックの穿刺画像
頸部の前方（気管側）より椎間関節に向けて穿刺する．

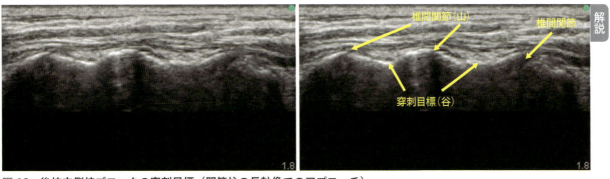

図10　後枝内側枝ブロックの穿刺目標（関節柱の長軸像でのアプローチ）

4　局所麻酔薬の注入

血液の逆流のないことを確認し，1％メピバカインとステロイドの混合液（1椎間関節当たり1 mLとなるように準備する．3椎間行うなら1％メピバカイン 2.5 mL＋デキサメサゾン 3.3 mgの全量3 mL）を1 mL注入する．
痛みの原因が当該椎間関節にある場合には，多くの場合，薬液注入時に痛みの部位に一致した放散痛が得られる．

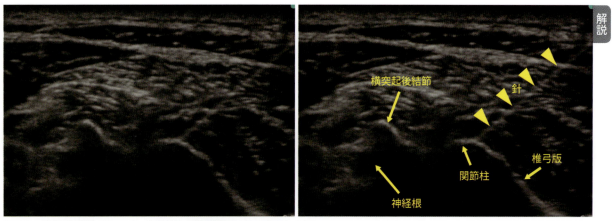

図11 後枝内側枝ブロック（関節柱の短軸像でのアプローチ）
椎間関節と椎間関節の間の谷は，短軸像では関節柱の一段低くなった部位として描出される．図は背側からのアプローチ．

5 ブロック後の注意点

硬膜外ブロック，脊髄くも膜下ブロックになる可能性があるので，患者の意識状態，バイタルサインに注意する．

COLUMN

頸椎椎間関節の後枝内側枝は椎間関節柱のくびれの部位を通るので，この部位で後枝内側枝をブロックすることができる．関節柱を長軸でスキャンすると，山と谷の連続する波線のようにみえる．山に近い部位のギャップ（溝）が椎間関節であり，後枝内側枝は谷を通る．この谷を穿刺目標とする（図10）．また，関節柱を短軸でスキャンすると，くびれ（谷）は椎間関節と椎間関節の間のいくぶん低くなった部位である（図11）．

●文献●

1) Pal GP et al：The orientation of the articular facets of the zygapophyseal joints at the cervical and upper thoracic region. J Anat **198**：431-441, 2001
2) Bogduk N：The clinical anatomy of the cervical dorsal rami. Spine **7**：319-330, 1982
3) Dwyer A et al：Cervical zygapophyseal joint pain patterns：a study in normal volunteers. Spine **15**：453-457, 1990

III 各論

上肢領域

1. 腕神経叢ブロック（斜角筋間ブロック）
2. 肩甲上神経ブロック
3. 肩峰下滑液包内注入
4. 筋皮神経ブロック
5. 橈骨神経ブロック
6. 正中神経ブロック
7. 尺骨神経ブロック
8. 腋窩神経ブロック

各論Ⅲ．上肢領域

1. 腕神経叢ブロック（斜角筋間ブロック）

A 解 剖（図1）[1]

腕神経叢は，第5頸神経～第1胸神経（C5～T1）で構成されている．個々の神経は脊髄を出た後，C5，C6は上神経幹，C7は中神経幹，そしてC8，T1は下神経幹を構成する．上神経幹からは鎖骨下神経と肩甲上神経が分枝する．これらの神経幹は，第6頸椎（C6）のレベルで，神経鞘に包まれて前・中斜角筋の間を通過する．鎖骨上の高さで神経幹は分枝し，鎖骨下では再度融合して神経束を形成する．鎖骨下動脈の外側に外側神経束が，下方を後神経束，内側を内側神経束が走行する．その後，最終分岐である腋窩神経，橈骨神経，正中神経，尺骨神経，筋皮神経に分岐する（図1）．C6レベルで，上・中・下の神経幹は，前斜角筋後面の筋膜と中斜角筋前面の筋膜の間のスペースを通過し（図2），鎖骨上に向かう．神経幹の前方には筋膜はなく胸鎖乳突筋鎖骨頭の筋膜におおわれている（図3）．

B 適 応

頸椎症，頸椎神経根症，上肢の複合性局所疼痛症候群（CRPS），頸椎椎間板ヘルニア，帯状疱疹，帯状疱疹後神経痛など

C 合併症

- 「総論5．神経ブロックに伴う副作用・合併症」を参照
① 誤穿刺
- 腕神経
- 血管：内頸静脈，総頸動脈，椎骨動脈
- 脊髄
② 感染
③ 局所麻酔薬中毒

D ブロック手技[2]

患者を中心に，ブロック施行者，超音波診断装置，神経ブロック用滅菌トレイの配置は，施行するスペースなどを考慮して決める．

本項では左斜角筋間ブロック時を例として解説する．

1 体 位

患者の体位はベッド上仰臥位とし，ブロック施行者は患者のブロック側に座る．左側の斜角筋間ブロックを施

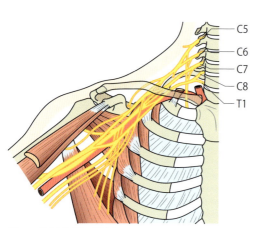

図1 腕神経叢の解剖

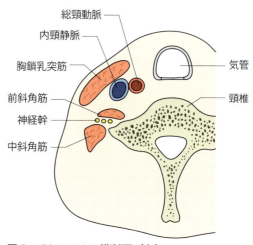

図2 C6レベルの横断面（左）

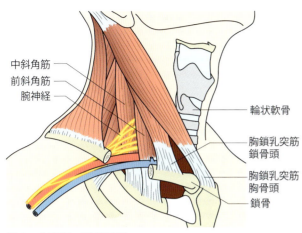

図3　右頸部の局所解剖

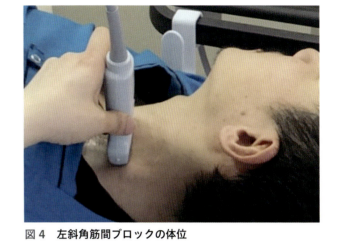

図4　左斜角筋間ブロックの体位

行する場合，ブロック針を持った施行者の右手の操作スペースの確保と滅菌手袋をつけた右手が不潔にならないように患者の左肩をベッド面から少し高くする目的で左肩の下に折ったタオルを挿入する．挿入後左頸部を伸展させる目的で，患者頭部を軽度右へ回旋させる（図4）．

2　画像描出の手順（左斜角筋間ブロック）

a　プレスキャンによる斜角筋間溝の同定

超音波診断装置はブロック側の反対側に設置し，画面の深さは体格によるが通常は3 cm前後とする．左手でリニアプローブを保持し，左鎖骨上部にあて，左頸部に向かって少しずつ上方に平行に移動させる．胸鎖乳突筋の下方で，前・中斜角筋間に挟まれた，卵円形の低エコー性（黒い像）で周囲がやや高エコー性（白い像）の構造をした神経根あるいは神経幹の位置を確認する（図5）．前・中斜角筋間に挟まれた，神経根あるいは神経幹を卵円形に描出させるためには，神経に対してリニアプローブを垂直にあてる必要がある．神経の走行は個人差があるため，鎖骨上に置いたリニアプローブを前方や後方に倒したり，内側や外側に回旋させながら，一番よく描出できる部位を探す．この際，リニアプローブをゆっくりと動かすことがコツである．加えて，標的となる神経幹あるいは神経根までのブロック針の予定通過部位に血管がないこと，さらに前・中斜角筋内に神経根が通過している破格の有無を確認する．

3　ブロック針の操作

皮膚消毒後，右手で保持した滅菌したカバーをかぶせたリニアプローブを頸部にあてて，神経根あるいは神経幹を描出する．リニアプローブの外側からブロック針刺入予定部位に，平行法で25 G針を用いて局所麻酔薬を皮内・皮下注入する．1 cm以上深く穿刺しないように心がける．刺入角度が，脊柱に対して垂直になっていないことを確認する．続いて，あらかじめ0.5％リドカインを充填した10 mLシリンジに接続した延長チューブに接続した神経ブロック針（22～25 G，40～50 mm，鈍針）を平行法で電気刺激装置は併用せずに刺入する．刺激装置を併用すると刺激により痛みを誘発するため，痛み治療時には神経刺激装置の併用は避けるべきである．神経ブロック針の位置を確認し，斜角筋間溝をめざしながら，中斜角筋内をゆっくりと進める．この際，神経ブロック針のシャフトが必ずみえるようにプローブの位置を調整する．プローブと神経ブロック針の方向が目視で一致（同一平面上にあること）しているのを確認してから，超音波画像をみることがコツである．なおこの間，10 mLシリンジは助手が非清潔下で保持することになる．

神経ブロック針周囲の組織の動きを観察しながら，神経ブロック針の先端の方向性を確認しながら，斜角筋間溝に近づける．ブロック針の方向が確実に尾側方向に向いていることを常に確認することを心がける．また，ブロック針は決して31 mm（1.25インチ）以上進めてはいけない．斜角筋間溝の卵円形に描出された神経根あるいは神経幹の間にブロック針の先端を位置させるように，中斜角筋膜を貫いて斜角筋間溝に入る．中斜角筋膜を貫く前は，鈍針であるブロック針で中斜角筋膜を押すことになり，右手に抵抗を感じると同時に，中斜角筋膜が斜角筋間溝に突出する画像がみられる．中斜角筋膜穿通後は，ブロック針先端が斜角筋間溝にあること，加えて卵円形に描出された神経根あるいは神経幹の間に位置することを確認する（図6）．

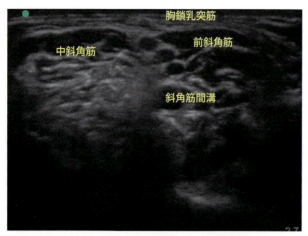

図5 プレスキャン時の超音波画像（左斜角筋間溝）

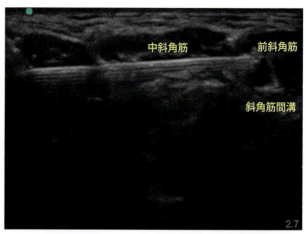

図6 左斜角筋間溝にブロック針が到達した超音波画像

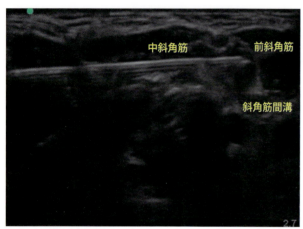

図7 左斜角筋間溝に0.5％リドカイン1mL注入後の超音波画像

4　局所麻酔薬の注入

吸引時に血液の逆流のないことを確認し，0.5％リドカインを1mL注入し，低エコー像の出現部位を確認する（図7）．この際，画像を記録する．斜角筋間溝の標的神経根あるいは神経幹の周囲に低エコー像の確認ができればよい．さらに，神経幹を取り囲むように0.5％リドカインを4mL追加注入して終了とする．5～10分後には鎮痛効果の評価が可能である．もし，注入時に強い抵抗を感じた時は，針先が神経上膜を貫いている可能性があるので注入せず少し針を抜き，針先の位置を再調整する．

なお，局所麻酔薬を皮内・皮下注入後にブロック針を皮下，筋肉内を進める際，痛みは生じないため鎮痛薬，鎮静薬の静脈内投与の必要はない．

5　ブロック後の注意点

施行後は，30分間安静後に最終診察をし，頸部および刺入部の腫れの有無，疼痛，感覚障害，運動障害の程度を評価する．同時にふらつき，気分不快，呼吸苦などの合併症の有無について問診し，血圧測定と酸素飽和度測定を行い，異常のないことを確認し帰宅させる．

● 文献 ●

1) Winnie AP：解剖学的考察．腕神経叢ブロック，川島康男ほか（訳），真興交易医書出版部，東京，p18，1988
2) 加藤　実：腕神経叢ブロック．麻酔 57：564-574，2008

各論Ⅲ．上肢領域

2. 肩甲上神経ブロック

A 解剖（図1, 2）

腕神経叢は第5（第4）頸神経～第1（第2）胸神経［C5（C4）～T1（T2）］の前枝から構成される．C5，C6の前枝は鎖骨上で合流し，上神経幹を形成する．肩甲上神経はこの上神経幹から分枝し，肩甲切痕より中枢側で上関節枝を分枝する．これらは肩甲上動脈とともに外側方に走行し，肩甲骨上縁の肩甲切痕と上肩甲横靱帯でつくられたトンネルを通過して棘上窩にいたる．肩甲上動静脈は上肩甲横靱帯の上を通る．従来のランドマーク法で行っていた肩甲上神経ブロックはここを穿刺目標としていた．上関節枝は，烏口上腕靱帯，肩関節包，肩峰下滑液包，肩鎖関節包に分布する．本幹は肩甲切痕通過後，ただちに棘上筋に枝を出し，さらに肩関節包の後方を支配する下関節枝を分枝した後，最終的には棘下筋に終止する[1]．

B 適応

肩関節周囲炎，変形性肩関節症，関節リウマチ，悪性腫瘍による痛み

C 合併症

- 「総論5．神経ブロックに伴う副作用・合併症」を参照
- 従来のランドマーク法では気胸や肩甲上動脈穿刺によ

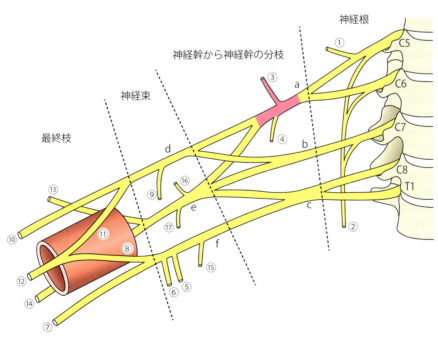

図1 腕神経叢の構成と肩甲上神経
肩甲上神経は上神経幹から分枝する．
a：上神経幹，b：中神経幹，c：下神経幹，d：外側神経束，e：後神経束，f：内側神経束．
①肩甲背神経，②長胸神経，③肩甲上神経，④鎖骨下筋神経，⑤内側上腕皮神経，⑥内側前腕皮神経，⑦尺骨神経，⑧正中神経の内側根，⑨外側胸筋神経，⑩筋皮神経，⑪正中神経の外側根，⑫正中神経，⑬腋窩神経，⑭橈骨神経，⑮内側胸筋神経，⑯胸背神経，⑰肩甲下神経．

70　各論Ⅲ．上肢領域

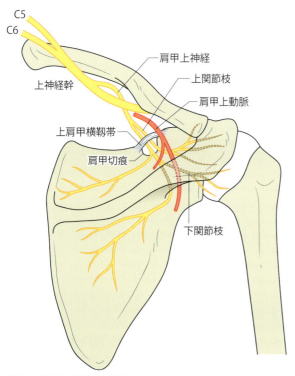

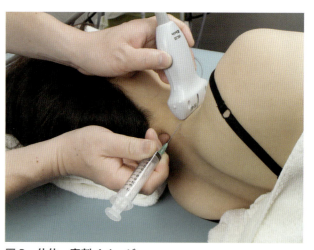

図3　体位，穿刺イメージ
患側を上にした半側臥位から側臥位．背側からアプローチする．

図2　肩甲上神経の走行
肩甲上神経は肩甲切痕と上肩甲横靱帯でつくられたトンネルを通るが，肩甲上動静脈はトンネルの上を通る．

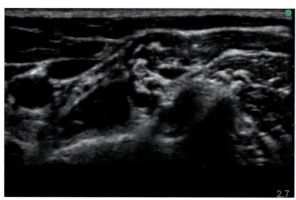
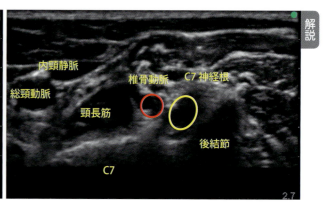

図4　C7神経根の同定
C7横突起には前結節がないことで同定できる．

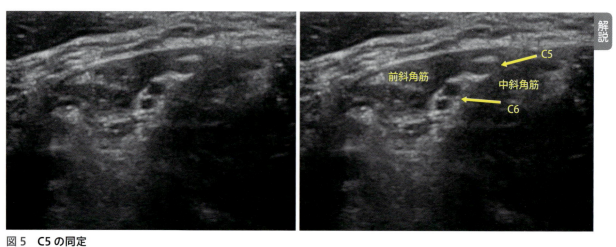

図5　C5の同定
腕神経叢を構成するもっとも頭側の神経はC5であることから，C5，C6を同定する．

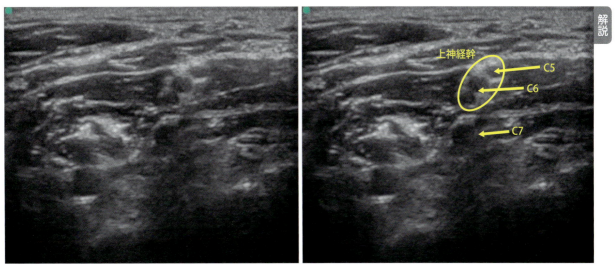

図6 C5とC6の合流
C5とC6が合流して上神経幹を形成する．

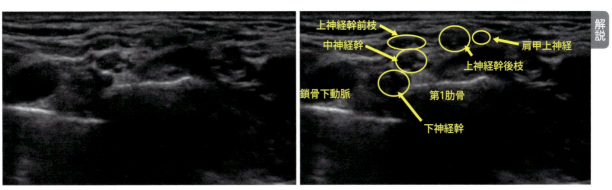

図7 肩甲上神経の同定
肩甲上神経は上神経幹から分枝する．肩甲上神経を追うように上神経幹後枝が認められる．

る出血の危険があった．肩甲上神経の上神経幹からの分岐部を穿刺目標とする超音波ガイド下ブロックでは，これらの危険は非常に低い．

D ブロック手技

1 体　位（図3）

腕神経叢ブロックと同様の患側を上にした，半側臥位から側臥位で行う．術者は患者の背側に立つ．

2 画像描出の手順

プローブは高周波リニアプローブを用いる．輪状軟骨の高位で，頸椎の長軸に垂直にプローブをあて，C5とC6の神経を同定する．神経根を同定するには，C7には前結節がないことから，まずC7を同定するか（図4）（「各論Ⅱ-3．神経根ブロック」を参照），または腕神経叢に入る最初の神経がC5であることから同定する（図5）．

それらを末梢に追っていく．やがてC5とC6神経が合流し，上神経幹を形成する（図6）．さらに，上神経幹を末梢に追っていくと上神経幹から枝分かれし，背側に向かう神経がみられる（図7）．これが肩甲上神経である．

3 ブロック針の操作

肩甲上神経を単独でブロックするには，肩甲上神経が上神経幹から分岐し，上神経幹の後枝と十分離れたところを穿刺目標とする（図8）．肩甲上動脈が併走するのでカラードプラで血管の有無を確認する（図9）．プローブの外側縁から穿刺する．針は25 G，38 mmの注射針を使用している．

4 局所麻酔薬の注入

針を神経に十分近づけたところで，1％メピバカイン1〜2 mLを神経の周りを取り囲むように注入する．悪性腫瘍の浸潤による痛みなどで，神経破壊が必要な場合は，直接肩甲上神経に針を穿刺し，2％メピバカイン

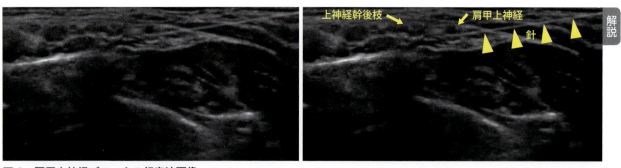

図8 肩甲上神経ブロックの超音波画像
肩甲上神経が他の神経と分離した部位を穿刺目標とする.

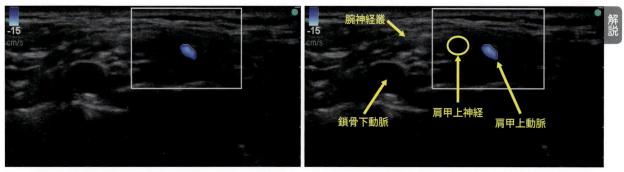

図9 肩甲上神経に伴走する肩甲上動脈のカラードプラ

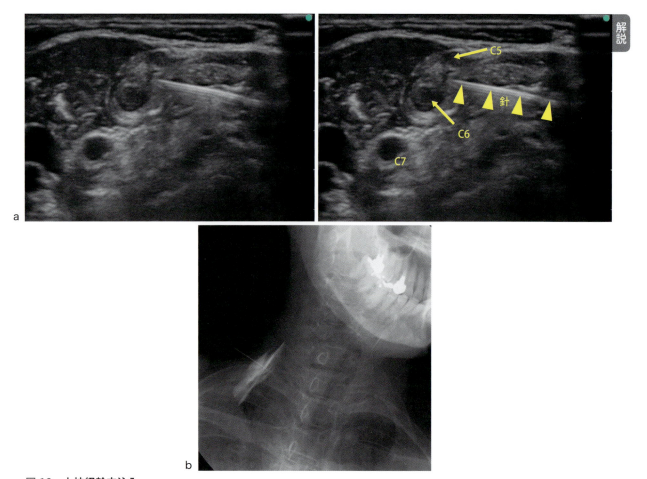

図10 上神経幹内注入
C5とC6の合流直前に針を刺入すると上神経幹がブロックされる.
a：超音波画像，b：造影所見.

0.5～1.0 mL注入後，90℃，120秒の高周波熱凝固を行う．

5 ブロック後の注意点

上肢の筋力が低下するので，特に杖などを使用している場合には注意する．

COLUMN

C5，C6の合流する直前で薬液を注入すると，薬液は上神経幹内に注入され，上神経幹がブロックされる（図10）．この方法だと神経上膜内に薬液が注入されることになり，少量の薬液で強い効果が得られる．肩甲上神経ブロックよりも，より広範囲のブロックが得られ，肩の痛みに有効である．しかし，上肢の筋力低下は必発なのでブロック後の経過観察が必要である．

文献

1) Aszmann OC et al：Innervation of the human shoulder joint and its implications for surgery. Clin Orthop Relat Res 330：202-207, 1996

各論Ⅲ．上肢領域

3. 肩峰下滑液包内注入

A 解剖（図1）

　肩関節には解剖学的な関節である肩甲上腕関節（第1関節）と機能的な関節である肩峰下関節（第2関節）がある．肩峰下関節は烏口突起，烏口肩峰靱帯，肩峰よりなる烏口肩峰アーチと上腕骨頭との間の関節である．肩峰下滑液包は，肩峰および棘上筋と三角筋の間にある滑液包で，肩峰下関節を円滑に動かすために重要な役割を担っている．しかし，この部位では圧迫，摩擦による機械的な損傷が起こりやすい．もっとも障害を受けやすいのは棘上筋腱で，これは肩関節を動かす際に上腕骨頭を下に押し下げ，肩関節の動きを安定化させる働きがある．

　肩関節は棘上筋の他，肩甲下筋，棘下筋，小円筋から構成される回旋腱板によって円滑な動きが保たれている．これらの筋のうち棘上筋，棘下筋，小円筋は上腕骨の大結節に付き，肩甲下筋は小結節に付く．棘上筋は肩の外転，棘下筋，小円筋は外旋，肩甲下筋は内旋を主として行う．また，肩峰下滑液包には肩甲上神経［第5，第6頸神経（C5，C6）］，外側胸筋神経［第5～第7頸神経（C5～C7）］が分布する[1]．

B 適応

　肩峰下滑液包炎，腱板断裂，石灰沈着性腱板炎，肩関節拘縮（五十肩），インピンジメント症候群

C 合併症

- 「総論5．神経ブロックに伴う副作用・合併症」を参照
- 感染がもっとも大きな問題である．糖尿病患者，アルコール多飲，透析患者，皮膚潰瘍のある患者は特にリスクが高く[2]，適応を慎重に決定しなければならない．

D ブロック手技

1 体位（図2）

　坐位または仰臥位で行う．超音波検査を行うには，肩関節を自由に動かすことのできる坐位が望ましいが，注射を行う際には安定のよい仰臥位で行っている．仰臥位では棘上筋および肩峰下滑液包の中枢側が肩峰の下に隠れてしまうので，患側の肩の下にタオルなどを置いて，

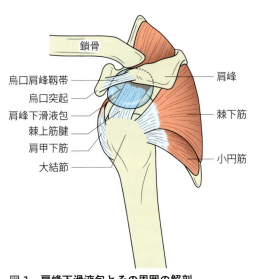

図1　肩峰下滑液包とその周囲の解剖

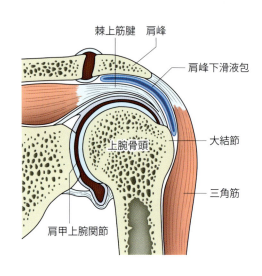

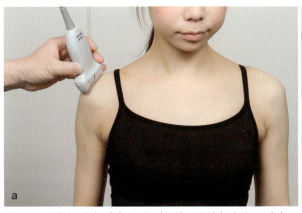
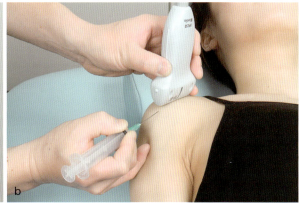

図2 肩関節の診察（a）および肩峰下滑液包内注入（b）の体位
診察時には，肩関節を自由に動かすことのできる坐位で行い，肩峰滑液包内注入時には臥位で行っている．

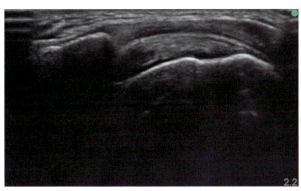
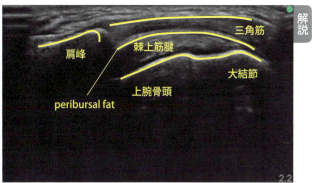

図3 棘上筋の長軸像
滑液包の上下の脂肪層（peribursal fat）が線状の高輝度に描出される．

肩を軽度伸展位にさせるとよい．

2 画像描出の手順

　プローブは高周波リニアプローブを用いる．肩峰下滑液包は肩峰，三角筋と棘上筋の間にあり，正常では滑液包の内腔は潰れていて直接観察できず，滑液包を挟むように滑液包の上下に存在する脂肪層（peribursal fat）が線状の高エコー域として観察される（図3）．この高輝度の脂肪層を穿刺目標とする．ここでは棘上筋の長軸像を描出し，平行法で肩峰下滑液包内に注射する方法を述べる．棘上筋の長軸像は，COLUMN①に述べる腱板断裂や石灰沈着性腱板炎を診断するうえで重要である．棘上筋腱は上腕二頭筋長頭腱に平行して走行するので，まずは上腕二頭筋長頭腱を描出する．プローブを肩の正面からあてると，大結節と小結節の2つの結節間に，円形の上腕二頭筋長頭腱の短軸像が観察される（図4a，b）．次にプローブを90°回転させると上腕二頭筋の長軸像が得られる（図4a，c）．このままプローブを頭側，背側に平行移動させると，棘上筋の長軸像が得られる．この時，画面には図3のように大結節，上腕骨頭，三角筋，棘上

筋（腱）が描出されている．三角筋と棘上筋の間の線状の高エコー域（peribursal fat）が明瞭となるようにプローブを微調整する．

3 ブロック針の操作（図5）

　プローブの外側端から針をゆっくり棘上筋腱に向けて刺入する．一度棘上筋腱内に針を刺入し，シリンジに圧をかけたままゆっくり針を引き抜いてくると，肩峰下滑液包に針先が入ったところで薬液が入り，スペースが広がるのが観察できる．

4 局所麻酔薬の注入

　注入する薬液は1%メピバカイン5 mLまたはこれにヒアルロン酸を追加している．炎症が高度で痛みが強い場合に限り，トリアムシノロンアセニド注射液20 mgを局所麻酔薬に混注して使用しているが，回数を1〜2回に限定している．

5 ブロック後の注意点

　ブロック後，一過性に痛みが強くなることがある．特

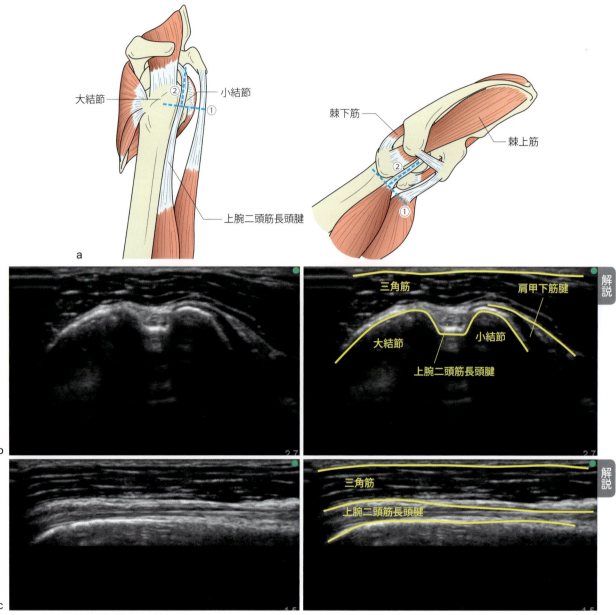

図4 上腕二頭筋長頭腱の超音波画像
a：解剖．①短軸像，②長軸像．
b：短軸像の超音波画像．結節間溝に上腕二頭筋長頭腱が描出される．小結節には肩甲下筋腱が付着する．
c：長軸像の超音波画像．腱に対して垂直にビームがあたると線状高エコーに描出される．

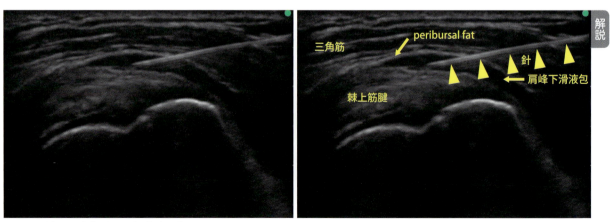

図5 肩峰下滑液包注入の超音波画像
薬液が肩峰下滑液包に入ると，三角筋と棘上筋の間にスペースが広がる．

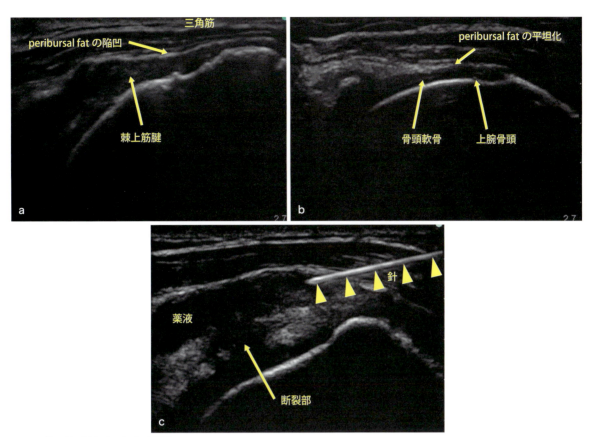

図6 棘上筋腱断裂の超音波画像
a：peribursal fat の陥凹．棘上筋腱と三角筋の間に低エコー域を認める．棘上筋腱内の石灰化による滑液包炎による水腫と考えられる．
b：peribursal fat の平坦化．peribursal fat の平坦化が認められた場合には，中等度以上の断裂が疑われる．棘上筋腱が欠損し，骨頭軟骨の直上に peribursal fat を認める．
c：薬液の注入で明らかとなった断裂部．薬液を注入することでコントラストがつき，完全断裂が明瞭となった．

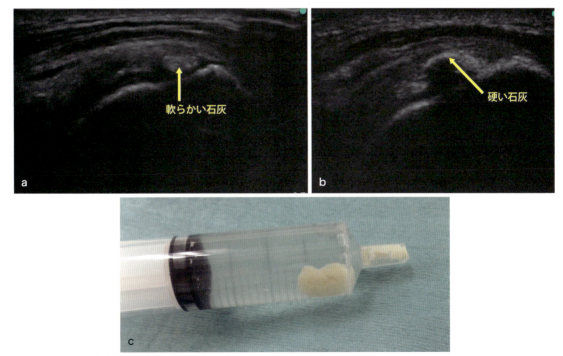

図7 石灰沈着性腱板炎の超音波画像と実際に吸引された石灰
a：軟らかい石灰．穿刺吸引が可能である．
b：硬い石灰．石灰が硬いため音響陰影を認める．一般的に吸引できない．
c：吸引された軟らかい石灰．

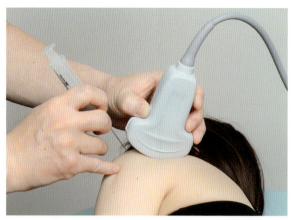

図8 肩甲上腕関節内注入，後方アプローチの体位，穿刺イメージ

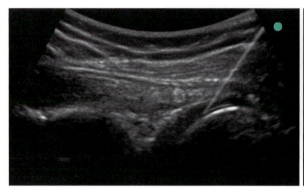
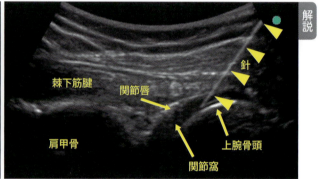

図9 肩甲上腕関節内注入の超音波画像
薬液が関節内に注入されると，関節包が拡大するのが観察される．

に石灰の穿刺，吸引後やヒアルロン酸が滑液包外に漏れた時に起こることが多い．非ステロイド抗炎症薬（NSAIDs）を適宜使用することと，患者への事前説明が重要である．また感染予防のため，当日の入浴を避け，穿刺部の清潔を保つ．

COLUMN ①

腱板断裂と石灰沈着性腱板炎の超音波での診断

肩の痛みで外来を訪れる患者の中には，腱板断裂，腱板内の石灰化による，石灰沈着性腱板炎が認められることがある．特に腱板断裂では外傷による急性の断裂や大きな断裂は手術適応となることもあるので注意が必要である．図6は広範囲の棘上筋腱の完全断裂の所見である．通常，peribursal fatはなだらかな凸型の線状に描出されるが，陥凹（図6a）または平坦（図6b）となり，これは完全腱板断裂の所見である．なお，疑わしい場合には局所麻酔薬または生理食塩水を注入するとコントラストがつき，断裂部が明瞭に観察されることがある（図6c）．腱板断裂と同様に石灰化も超音波でよく観察できる．軟らかい石灰は単純X線像で写らないことがあり，超音波が非常に有用である．また，石灰が軟らかいものか，硬いものかの予測もつき，穿刺吸引可能か否かの目安になる（図7）．

COLUMN ②

肩甲上腕関節内注入

肩甲上腕関節は解剖学的に真の関節である．肩甲上腕関節内注入が適応となる疾患には，肩関節拘縮や変形性肩関節症などがある．前方または後方からのアプローチがあるが，筆者は超音波ガイド下に後方からのアプローチを行っている．体位は患側を上にした側腹臥位とし，術者は患者の腹側からアプローチする（図8）．使用するプローブは低周波のコンベックスプローブ，またはマイクロコンベックスプローブとする．まず肩峰角を指で触れ，そのすぐ尾側から烏口突起に向けてプローブをあてる．このようにすると，画面には上腕骨頭，関節窩，関節唇，棘下筋腱，三角筋が描出される（図9）．これらがより明瞭にみえるように，プローブの角度を頭尾側に微調整する．針をプローブの外側縁から刺入し，上腕骨頭の軟骨に接するように関節窩に刺入する．注入する薬液は局所麻酔薬，ヒアルロン酸，ステロイドを単独あるいは混合して使用している．

● 文献 ●

1) Aszmann OC et al：Innervation of the human shoulder joint and its implications for surgery. Clin Orthop Relat Res 330：202-207, 1996
2) Mathews CJ et al：Bacterial septic arthritis in adults. Lancet 375：846-855, 2010

各論Ⅲ．上肢領域

4. 筋皮神経ブロック

A 解剖

筋皮神経は腕神経叢から起始する（**図1**）．第5，第6頸神経（C5, C6）神経根が合流して上神経幹を形成し，斜角筋間で観察される．その後，鎖骨下部で第7頸神経（C7）から出る中神経幹からの分枝と合流した外側神経束を形成する．腋窩の手前で筋皮神経として分岐し，烏口腕筋を貫いた後に上腕二頭筋と烏口腕筋の間を走行する[1]（**図2**）．上腕上部では上腕二頭筋と上腕筋の間を走行し，前腕で外側前腕皮神経に移行する[2]（**図3**）．支配領域は烏口腕筋，上腕二頭筋，上腕筋，前腕外側の皮膚である．

超音波画像では，腋窩で烏口腕筋内，もしくは上腕二頭筋と烏口腕筋の間に同定される．また，上腕近位1/3では上腕二頭筋と上腕筋の間に同定される．

B 適応

- 前腕外側の痛み
- 硬膜外ブロックや腕神経叢ブロックのレスキューブロック

C 合併症

- 「総論5．神経ブロックに伴う副作用・合併症」を参照

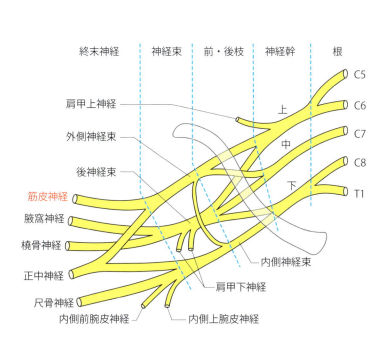
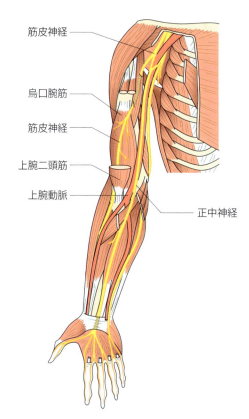

図1　腕神経叢と筋皮神経

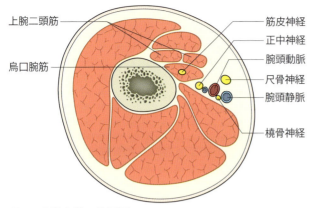

図2　右腋窩部の横断面

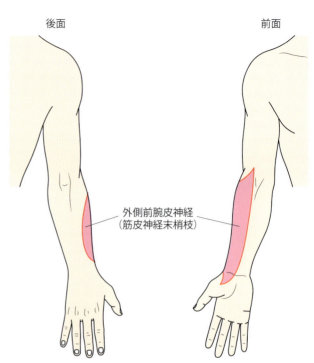

図3　筋皮神経（外側前腕皮神経）の皮膚支配領域

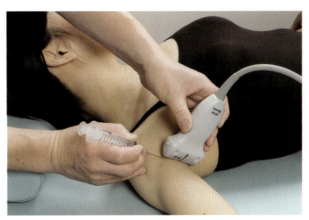

図4　腋窩アプローチの体位，穿刺イメージ

D ブロック手技

腋窩，上腕近位1/3でのアプローチが行われる．

① 腋窩アプローチ

①-1 体位（図4）

仰臥位で，頭部をブロック側と対側に向ける．ブロック側肘関節を回外，90°屈曲させ，肩関節を90°外転させる[3]．

①-2 画像描出の手順（図5）

診断装置はリニアプローブを用い，画面の設定深度は3cm程度でよい．横断面で皮膚から1cm以内の深度に腋窩動脈を確認する．腋窩動脈の周囲にはプローブによる圧迫で閉塞する複数の腋窩静脈が走行している．腋窩動脈の近傍に橈骨神経，尺骨神経，正中神経が集合している．腋窩動脈の橈側には上腕二頭筋と烏口腕筋があり，烏口腕筋内，または上腕二頭筋と烏口腕筋の間に筋皮神経が同定される．

② 上腕アプローチ

②-1 体位（図6）

仰臥位で肘関節は伸展または軽度屈曲させる．

②-2 画像描出の手順（図7）

診断装置はホッケースティック型，もしくはリニアプローブを用い，画面の設定深度は3cm程度でよい．上腕動脈（腋窩動脈の末梢側）の位置を確認し，周囲に上腕静脈，正中神経の伴走していることを確かめる．その橈側に上腕二頭筋と上腕筋に挟まれた筋皮神経が同定される．

3 ブロック針の操作

どちらのアプローチでも浅層に目標とする神経が走行しているため，神経の直接穿刺を防ぐために平行法で行うのがよい．ブロック針は橈側より穿刺する．超音波画像でのブロック針の描出は比較的容易であり，神経刺激装置の使用は必須ではない．外傷患者などでは神経刺激

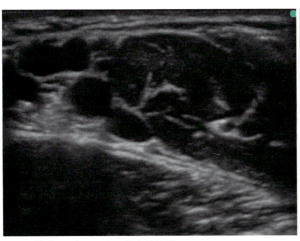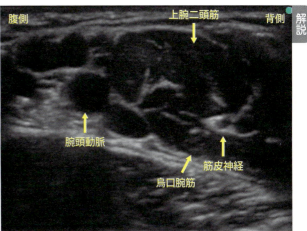

図5 腋窩アプローチの超音波画像

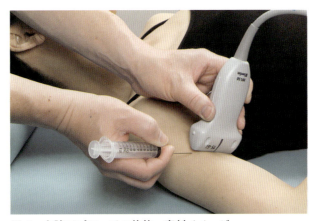

図6 上腕アプローチの体位，穿刺イメージ

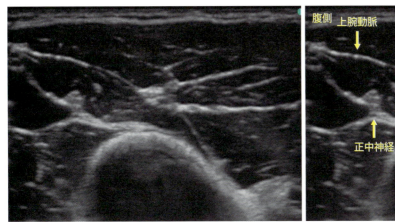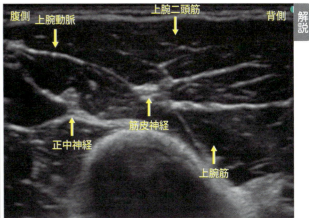

図7 上腕アプローチの超音波画像

によって起こる運動で疼痛を誘発することがあるので注意が必要である．

4 局所麻酔薬の注入

針の描出を維持し続けるためにも薬液注入は助手の手を借りるほうが容易である．術者がプローブと針を左右それぞれの手で固定し，動かさないようにしながら助手が吸引テストを行い，薬液注入を行う．薬液は効果持続時間，効果発現時間などを考慮しながら決定するが，ペインクリニック外来で施行する場合は0.5％メピバカインやキシロカインなどを2〜3 mL程度注入する．局所麻酔薬投与中，神経周囲に低エコー性の広がりを確認し，

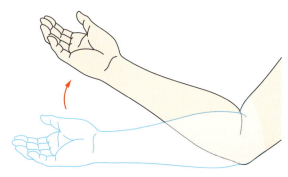

肘関節の屈曲

図8 筋皮神経刺激での運動

目標とする筋皮神経の周囲に投与できたことを確認して針を抜去する．

5 ブロック後の注意点

ブロック直後の合併症としては，血管内注入による局所麻酔薬中毒が考えられるので，ブロック後15分程度はベッド上安静として，観察を行う．ブロック施行時に放散痛が強く神経障害が疑われる場合にはステロイドの追加投与などを考慮するが，超音波で神経の膨化を認めた場合は神経内注入を示唆する．

COLUMN

神経刺激装置の使用時に筋皮神経刺激で起こる運動（図8）
- 肘関節の屈曲

●文献●

1) 林　英明：腕神経叢ブロック―腕神経叢の解剖と腕神経叢ブロック総論．麻酔科学レクチャー **2**：453-458，2010
2) Kopp SL：Midhumeral block. Mayo Clinic Atlas of Regional Anesthesia and Ultrasound-Guided Nerve Blockade, ed by Hebl JR et al, Oxford University Press, London, p249-258, 2010
3) 佐倉伸一：周術期超音波ガイド下神経ブロック．第2版，佐倉伸一（編），真興交易医書出版部，東京，p264-303，2014

各論Ⅲ．上肢領域

5. 橈骨神経ブロック

A 解剖

橈骨神経は第5〜第8頸神経（C5〜C8），第1胸神経（T1）からなる末梢神経である．腕神経叢の上・中・下神経幹の後枝がすべて合流し，後神経束が形成され，ここから上肢でもっとも大きい神経である橈骨神経が分岐する．

腋窩付近で終末枝として分岐した橈骨神経は，腋窩動脈の後方を走行し上腕へ向かい，上腕骨の後面の橈骨神経溝をらせん状に外下行に走行した後，前面に向かう．その後，上腕筋と腕橈骨筋の間を走行し肘窩にいたり，肘窩の橈側で浅枝と深枝に分岐する（図1）．

浅枝は前腕で腕橈骨筋の内側面を前腕外側に向かって走行し，手背に達する．深枝は回外筋を前腕の後面を走行しながら後骨間神経として手背の知覚を司る（図2）．橈骨神経は，上腕と前腕すべての伸筋を支配し，知覚は上腕と前腕後側，手背橈側の皮膚知覚を司る．超音波画像では腋窩から末梢に向かって高エコー性陰影として描出される．腱との区別に難渋する際は，中枢側から連続的に描出可能であることが決め手となる．

B 適応

①上肢痛の鑑別診断

痛みの原因である神経を同定する際に診断的に施行する．頸椎症による痛みであるのか，末梢神経障害による痛みであるのか鑑別がむずかしい場合に，末梢神経ブロックで痛みを除去できた場合，末梢神経障害を強く疑う根拠となる．

②疼痛性疾患の治療目的

橈骨神経由来の痛みであることが明らかである場合に行う．あまり反復すると神経損傷の確率も上がるので，

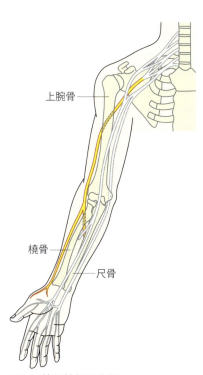

図1 橈骨神経の走行

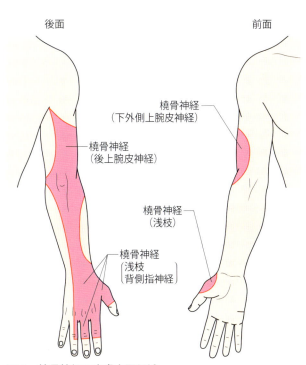

図2 橈骨神経の皮膚支配領域

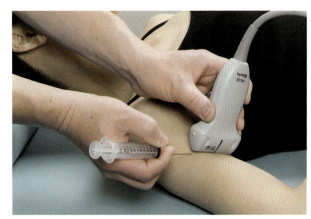

図3 上腕アプローチの体位，穿刺イメージ

原因除去の手術なども考慮する．
③腕神経叢ブロックのレスキューブロック

腕神経叢ブロック施行後に橈骨神経領域の効果不十分の場合に，上腕，前腕など末梢でブロックを追加することができる．

C 合併症

- 「総論5．神経ブロックに伴う副作用・合併症」を参照

D ブロック手技

①上腕，②肘窩，③前腕，④手関節でブロックすることができる．肘関節以遠の橈骨神経は描出が困難であり，描出できても浅枝のみの場合が多い．わかりにくい場合は連続性を追うように中枢から末梢にプローブを動かして探す．

① 上腕アプローチ

①-1 体 位（図3）

仰臥位で肘関節は伸展または軽度屈曲させる．上腕は軽度外転のほうが容易になる場合が多い．

①-2 画像描出の手順

超音波診断装置はリニアプローブを用いて画面の設定深度は3〜4cmとする．

上腕骨の中心あたりで，上腕の長軸と垂直にプローブをあてる．ここで上腕骨と接するような高エコー陰影が描出される．背側には上腕三頭筋が，腹側には上腕筋が認められる（図4）．

② 肘窩アプローチ

②-1 体 位

仰臥位で肘関節は伸展，前腕は回外させて，手掌を天井側に向ける．

②-2 画像描出の手順

超音波診断装置はリニアプローブを用いて画面の設定深度は3cm程度とする．肘窩のやや中枢側で前腕に対して垂直にプローブをあてる．上腕骨が同定でき，その浅層に腕橈骨筋と上腕筋に挟まれるような橈骨神経を描出することができる（図5）．ここから中枢にプローブを動かすと上腕骨の背側に回りこむ橈骨神経を観察することができる．

③ 前腕アプローチ

③-1 体 位

仰臥位で肘関節は伸展，前腕は回外させて，手掌を天井側に向ける．

③-2 画像描出の手順

肘窩に比較すると神経の描出は難度が増すため，上腕・肘窩で施行可能であれば，そちらを優先する．

リニアプローブ，またはホッケースティック型プローブで深度は2〜3cmとする．肘窩から末梢に向かって，前腕に垂直にプローブを移動し，神経を描出する．肘窩部付近で橈骨神経は浅枝と深枝に分岐するため，皮膚知覚の減弱を目的とする場合は浅枝をターゲットとし橈骨動脈の外側で橈側手根伸筋と腕橈骨筋，円回外筋に挟まれるように，橈骨神経を描出する（図6）．

3 ブロック針の操作

どのアプローチでも目標の神経は浅い部位に存在する．神経障害を避けるために，基本的には平行法で神経の直接穿刺を可能な限り避けるように穿刺する．針の描出は容易であることが多く，神経も良好に描出されることが多い．神経刺激装置を併用することも可能であるが，超音波で良好に神経が描出できていれば必ずしも必要ではない．外傷患者などでは神経刺激によって起こる運動で疼痛を誘発することがあるので注意が必要である．

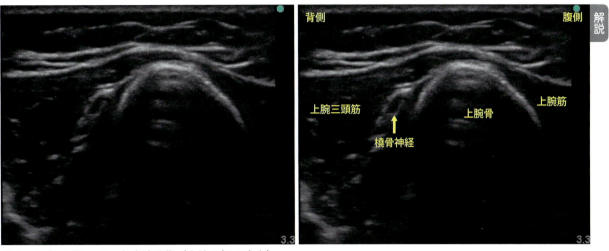

図4 上腕アプローチの超音波画像（上腕1/2の高さ）

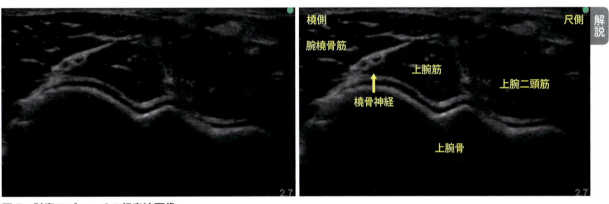

図5 肘窩アプローチの超音波画像

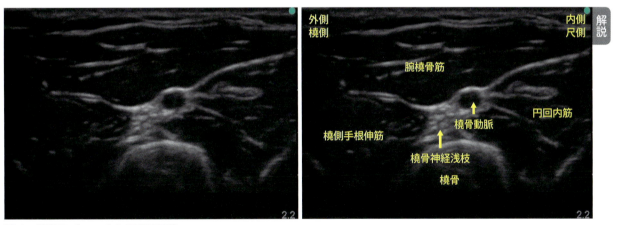

図6 前腕アプローチの超音波画像

4　局所麻酔薬の注入

　針の描出を維持し続けるためにも薬液注入は助手の手を借りるほうが容易である．術者がプローブと針を左右それぞれの手で固定し，動かさないようにしながら，助手が吸引テストを行い，薬液を注入する．

　手首より末梢で行う場合にはアドレナリンを含有しない薬液を投与するべきである．薬液は効果持続時間，効果発現時間などを考慮しながら決定するが，ペインクリニック外来で施行する場合は0.5%メピバカインやキシロカインなどを5 mL程度注入する．アプローチ部位によっては動脈の付近を走行することもあるので，注入前には血液の逆流の有無をゆっくり吸引することで確認する．

局所麻酔薬投与中に低エコー性の広がりを確認し，目標とする橈骨神経の周囲に投与できたことを確認して針を抜去する．

5 ブロック後の注意点

基本的に交感神経のブロックではないので，循環動態は変動しない．ブロック直後の合併症としては，血管内注入による局所麻酔薬中毒が考えられるので，ブロック後15分程度はベッド上安静として患者の観察を行う．ブロック施行時に放散痛が強く神経障害が疑われる場合には，ステロイドの追加投与などを考慮する．超音波で神経の膨化を認めた場合は，神経内注入を示唆するので注意を要する．

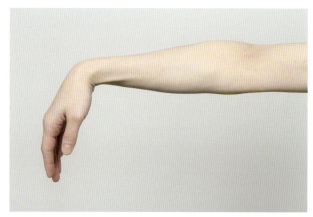

図7　下垂手

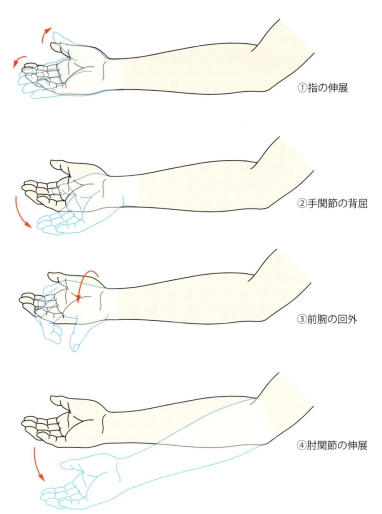

①指の伸展

②手関節の背屈

③前腕の回外

④肘関節の伸展

図8　橈骨神経刺激での運動

COLUMN ①

橈骨神経損傷

　橈骨神経は腋窩から上腕外側にいたる部分で上腕骨を取り囲むように走行する．この部分は外力による圧迫に弱く，松葉杖による腋窩の圧迫や，腕枕による過剰圧迫（Saturday Night Palsy やハネムーン症候群とも呼ばれる）などで橈骨神経麻痺が起こる．また，上腕骨の骨折や脱臼によって起こる場合や第5/第6頸椎（C5/C6）レベルの頸椎症でも起こることがある．三角筋は筋肉注射でよく使用される筋肉であるが，この部位へのインフルエンザワクチン注射で橈骨神経麻痺が起こったという報告もある[1]．

　橈骨神経麻痺の症状は上腕と前腕の伸筋の脱力であるため，下垂手と呼ばれる状態になる（図7）．物の把持が困難となり日常生活動作（ADL）が大きく阻害されるため，ブロックによって橈骨神経損傷が生じないように十分な注意が必要である．

　橈骨神経浅枝の損傷は，末梢静脈路確保や採血時にも報告が多い．橈骨の茎状突起から9cm程度の距離から6cm程度では，橈側皮静脈と橈骨神経浅枝が伴走するのでこの間の静脈穿刺は避けるべきである[2]．

COLUMN ②

神経刺激装置を使用時に橈骨神経刺激で起こる運動（図8）

①すべての指の伸展
②手関節の背屈
③前腕の回外
④肘関節の伸展

●文献●

1) Taras JS et al：Radial nerve motor palsy following seasonal influenza vaccination：a case report. J Surg Orthop Adv **23**：42-44, 2014
2) Kim KH et al：Ultrasonographic findings of superficial radial nerve and cephalic vein. Ann Rehabil Med **38**：52-56, 2014

6. 正中神経ブロック

A 解剖

正中神経は第5～第8頸神経（C5～C8），第1胸神経（T1）の前枝からなる末梢神経である．各神経根は分枝・合流を繰り返し，神経幹や神経束を形成しつつ腋窩へ向かう．外側神経束の内側枝，内側神経束の外側枝が合流して正中神経が形成される（図1）．

鎖骨下から腋窩を経て上腕にいたった正中神経は，はじめ上腕動脈の外側に沿って上腕二頭筋の内側を走行するが，上腕の中央付近で上腕動脈と交差して，動脈の内側に移行して肘窩にいたる．前腕で円回内筋を貫き，浅指屈筋のすぐ深側を正中線に沿って下行し，円回内筋，長掌筋，橈側手根屈筋，浅指屈筋に筋枝を送る．また，前腕の上部では前骨間神経を分枝し，これは前腕深部にある屈筋（深指屈筋，長母指屈筋，方形回内筋）に筋枝を送る．前腕の下部で掌枝が起こり，手掌の母指側皮膚に分布する．

正中神経の本幹は手根管内を通過して，筋枝を母指球筋（短母指外転筋，母指対立筋，短母指屈筋）と第1，第2虫様筋に送り，次いで3本の総掌側指神経から固有掌側指神経となって，母指側3.5本の指の掌側皮膚，およびその中節・末節の背側皮膚の知覚を支配する（図2, 3）．

B 適応

- 上肢痛の鑑別診断
- 手根管症候群
- 円回内筋症候群
- 正中神経領域の痛み
- 硬膜外ブロックや腕神経叢ブロックのレスキューブロック

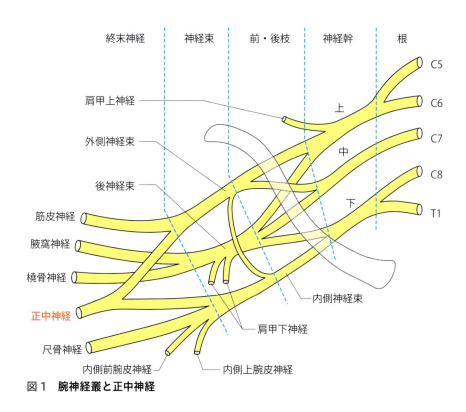

図1　腕神経叢と正中神経

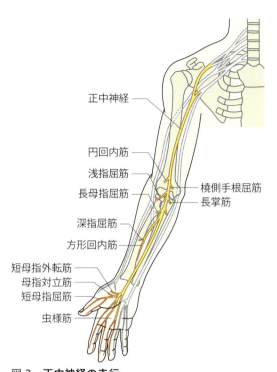

図2　正中神経の走行

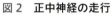

図3　正中神経の皮膚支配領域

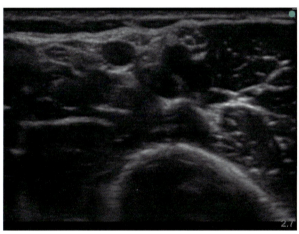
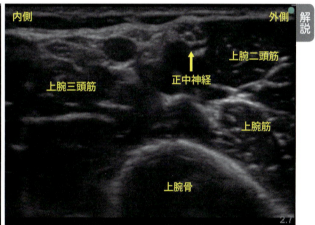

図4　上腕アプローチの超音波画像

C 合併症

- 「総論5．神経ブロックに伴う副作用・合併症」を参照

D ブロック手技

①上腕，②肘窩，③前腕，④手関節でブロックすることができる．正中神経は，上肢で表層に存在するため，解像度のよい高周波リニアプローブまたはホッケースティック型プローブを使用する．画面の設定深度は，2～3 cmとするが，画像の状況により深度を調整する．

① 上腕アプローチ

①-1 体　位

患者を仰臥位とし，ブロック側の上肢を80～90°外転させる．肘関節は屈曲させても，伸展させたままでもよい．

①-2 画像描出の手順

プローブを上腕近位1/3付近で上腕の長軸と垂直にあてる．まず，超音波画像上，上腕二頭筋と上腕三頭筋の間で拍動する上腕動脈をみつける．正中神経は上腕動脈のすぐ外側に認められ，周囲が高エコー性陰影で内部が低エコー性陰影の蜂の巣状の集合体として描出される（図4）．

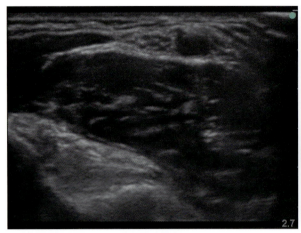

図5 肘窩アプローチの超音波画像

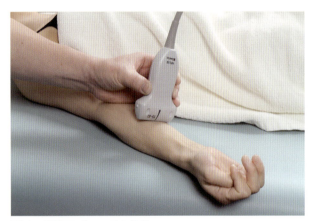

図6 前腕アプローチの体位

② 肘窩アプローチ

②-1 体位

患者を仰臥位とし，ブロック側の上肢を80〜90°外転させ，肘関節を伸展させる．

②-2 画像描出の手順

プローブを肘関節内側で上腕の長軸と垂直にあて，まず超音波画像上で，上腕二頭筋腱と上腕骨内側上顆との間で拍動する上腕動脈をみつける．正中神経は上腕動脈のすぐ内側に認められる（図5）．

③ 前腕アプローチ

③-1 体位（図6）

患者を仰臥位とし，ブロック側の上肢を少し外転させ，肘関節を伸展させる．

③-2 画像描出の手順

プローブを前腕の掌側中部付近で，前腕の長軸と垂直にあてる．浅・深指屈筋の間を正中神経が走行し，その橈側に長母指屈筋が認められる（図7）．

④ 手関節アプローチ

④-1 体位

患者を仰臥位とし，前腕を外転，伸展させる．手を回外し，手関節を背屈させるために前腕の下に枕を入れるとよい．

④-2 画像描出の手順

プローブを手関節のしわより1〜2cmほど近位の掌側で前腕の長軸と垂直にあてる．正中神経は長掌筋腱直下または，そのやや橈側で橈側手根屈筋腱の尺側に描出される（図8）．手根管症候群の治療では，これより遠位で手根管内を直接描出して，局所麻酔薬とステロイドのトンネル内注射が行われることが多い．

3 ブロック針の操作

穿刺方法としては，超音波ビームを貫くようにブロック針を進める交差法と，超音波画像上にブロック針の全長を描出させて進める平行法とがあるが，常に先端の位置を確認しながらブロック針を操作する後者のほうが安全性は高い．本ブロックのように，表層にある神経にアプローチする際はブロック針の穿刺角度が小さくなるので，平行法で良好に針を描出することができる．

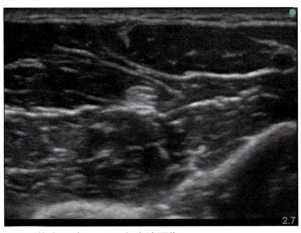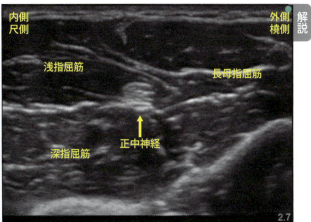

図7　前腕アプローチの超音波画像

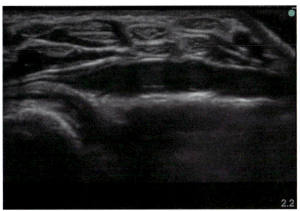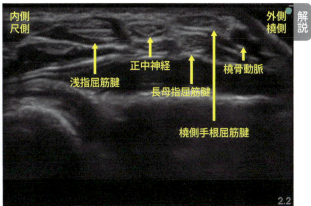

図8　手関節アプローチの超音波画像

4 局所麻酔薬の注入

　ブロック針を神経近傍にできるだけ近づけたら，神経周囲を薬液で包むように局所麻酔薬を注入する．術者は常に針先の位置を確認しながらモニターを注視する必要があるので，薬液の注入は助手に行ってもらう．血管内注入や神経内注入に注意し，患者の状態を注意深く観察しながら0.5〜1％メピバカインやリドカインを少量ずつ，計2〜5 mL投与する．低エコー性の局所麻酔薬が神経の周囲に広がったのを確認してブロック針を抜去する．

5 ブロック後の注意点

　ブロック後は15分程度モニター下でベッド上安静とし，局所麻酔薬中毒や血腫形成などの合併症に注意する．正中神経支配領域の感覚神経・運動神経の両方がブロックされるため，ブロック後の麻痺の程度が強い場合は，安静時間を延長し注意深く経過を観察する．

COLUMN ①

正中神経麻痺は，その障害部位によって症状が異なる．
①低位麻痺（手根部）
・母指球筋の麻痺・萎縮
　　母指球は筋萎縮のため扁平となり，母指が屈曲・外転できず，示指に沿って伸展位となり，いわゆる猿手（ape hand）を呈する（図9）．
・母指から環指母指側1/2までの掌側面の知覚の障害・脱失
②高位麻痺（肘部）
・低位麻痺にみられる運動・知覚障害
・回内筋や前腕の長い屈筋群の運動麻痺
　　回内運動不可，手関節の屈曲・橈屈不可，母指・示指の屈曲不可となる．

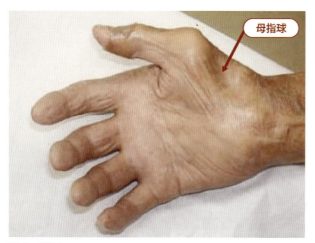

図9 猿手

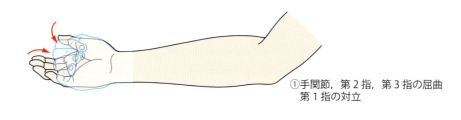

①手関節，第2指，第3指の屈曲
　第1指の対立

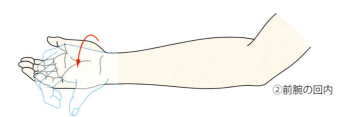

②前腕の回内

図10 正中神経刺激での運動

COLUMN ②

超音波画像による手根管症候群の確定診断

手根管症候群は，これまで，筋電図や神経伝導検査が確定診断の主要な検査であったが，今や超音波検査が代替手段となりつつある．

正中神経の圧迫が長期間に及ぶと圧迫部位での変性肥大が起こる．超音波画像上，豆状骨もしくは手根管入り口付近の正中神経の断面積が 10 mm^2 以上であれば，手根管症候群と診断される（感度 97.9％）[1]．

また，超音波を用いて組織の硬さを相対的に画像化することができる（sonoelastography）が，手根管症候群では正中神経の硬さが有意に上昇する傾向があり，この弾性の変化と断面積を測定することにより，確定診断の正確性はより向上する[2]．

COLUMN ③

神経刺激装置を使用時に正中神経刺激で起こる運動（図10）

① 手関節，第2指，第3指の屈曲
② 第1指の対立
③ 前腕の回内

●文献●

1) McDonagh C et al：The role of ultrasound in the diagnosis and management of carpal tunnel syndrome：a new paradigm. Rheumatology（Oxford）**54**：9-19, 2015
2) Miyamoto H et al：Carpal tunnel syndrome：diagnosis by means of median nerve elasticity：improved diagnostic accuracy of US with sonoelastography. Radiology **270**：481-486, 2014

7. 尺骨神経ブロック

A 解剖（図1, 2）

尺骨神経は，第8（時に，第7）頸神経〜第1胸神経［C8（C7）〜T1］からなる末梢神経である．腕神経叢の下神経幹は鎖骨後面で前部・後部に分かれ，前部が内側神経束となる．内側神経束は内側枝・外側枝の2枝に分かれ，内側枝はさらに3分枝して，尺骨神経・内側上腕皮神経・内側前腕皮神経となる[1,2]．

上腕では，尺骨神経は上腕動脈の内側を走行する．上腕の中ほどで内側二頭筋溝を走行し，上腕の下方で内側上腕筋間中隔を貫き，上腕骨内側上顆の後ろにある尺骨神経溝を下行する．尺骨神経は上腕では分枝を出さない．前腕では尺骨動脈の内側に沿って，尺側手根屈筋と深指屈筋の間を走行し，それらへの筋枝が分枝する．前腕遠位では尺骨神経は浅くなり，手背への皮枝を分枝する．手関節部では屈筋支帯の表側で，尺骨動脈と豆状骨の間を通り，手掌に達する．手掌では浅枝と深枝に分かれる．浅枝は掌側の指神経として第4指の尺側半から第5指を支配する．深枝は筋枝として小指球筋群，第4，第5指の虫様筋，骨間筋，母指内転筋を支配する．

B 適応

- 上肢痛の鑑別診断
- 肘部管症候群，Guyon管症候群（尺骨神経管症候群）
- 上肢の処置・小手術
- 硬膜外ブロックや腕神経叢ブロックのレスキューブロック

C 合併症

- 「総論5. 神経ブロックに伴う副作用・合併症」を参照

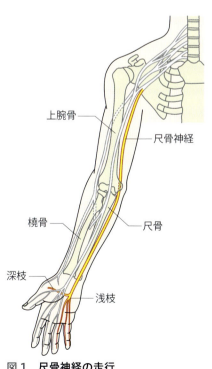

図1 尺骨神経の走行

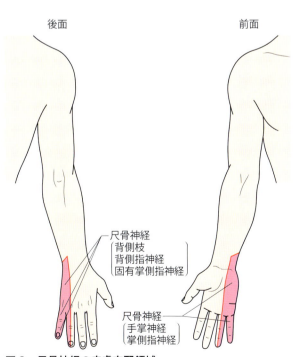

図2 尺骨神経の皮膚支配領域

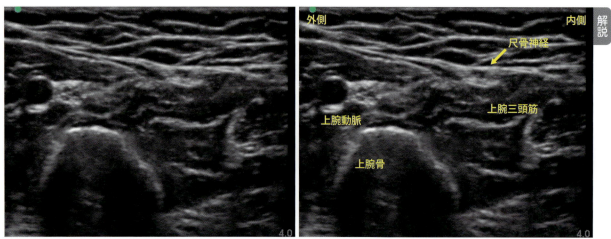

図3　上腕アプローチの超音波画像

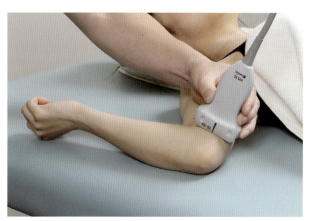

図4　肘部アプローチの体位

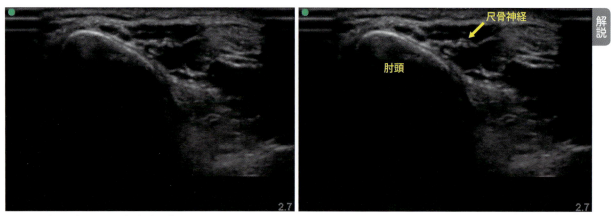

図5　肘部アプローチの超音波画像

D　ブロック手技

①上腕，②肘部，③前腕，④手関節でのアプローチがある．

神経の超音波画像は，楕円〜円形状の低エコー陰影の集合体として確認できる．

① 上腕アプローチ

①-1　体　位

肘関節は伸展または軽度屈曲させる．

①-2 画像描出の手順

上腕では内側上腕筋間中隔を走行し，上腕動脈の内側を下行する．プローブは上腕の内側に，上腕の長軸に対して垂直にあてる．まず，上腕動脈を確認し，その内側で上腕二頭筋（腹側）と上腕三頭筋（背側）の間にある尺骨神経を確認する（図3）．

② 肘部アプローチ

②-1 体 位（図4）

肘関節を屈曲させる．

②-2 画像描出の手順

上腕骨内側上顆の後ろにある尺骨神経溝を走行する．プローブは上腕の長軸に対して垂直にあてる．尺骨神経溝に入る尺骨神経を確認する（図5）．

③ 前腕アプローチ

③-1 体 位（図6）

前腕を回外位とする．

③-2 画像描出の手順

前腕では尺骨動脈に伴走する．プローブは前腕尺側に，前腕の長軸に対して垂直にあてる．尺骨動脈を確認し，その尺側にある尺骨神経を確認する（図7）．

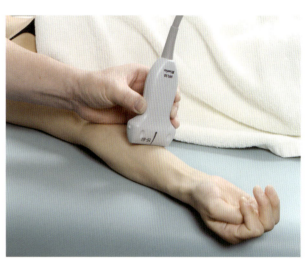

図6 前腕アプローチの体位

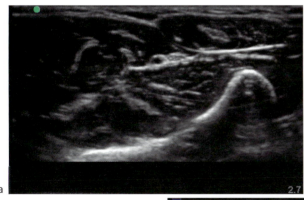
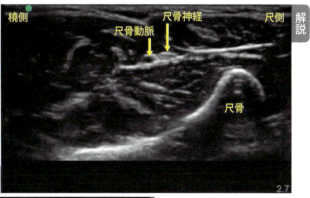
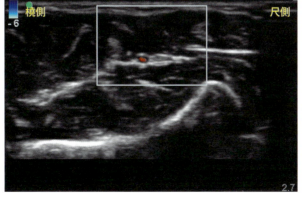

図7 前腕アプローチ
　a：超音波画像．b：カラードプラによる動脈の確認．

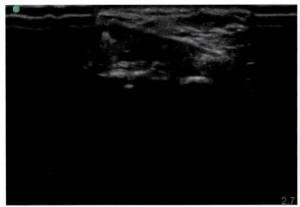

図8 手関節アプローチの超音波画像

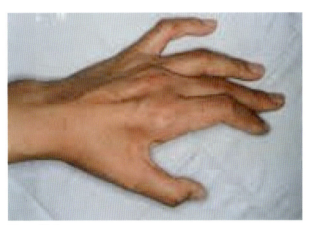

図9 鷲手

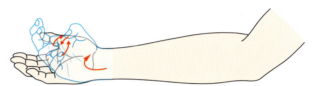

図10 尺骨神経刺激での運動

④ 手関節アプローチ

④-1 体位

前腕を回外位とする.

④-2 画像描出の手順

手関節では屈筋支帯の表側で，尺骨動脈と豆状骨の間の浅側を走行する．プローブは手関節部の尺側にあて，前腕の長軸に対して垂直にあてる．尺骨動脈の尺側を走行する尺骨神経を確認する（図8）.

3 ブロック針の操作

平行法または交差法による穿刺方法があるが，ブロック針の先端やシャフト全体を描出することが可能な平行法による穿刺方法がよい．また，神経刺激装置による神経同定法を併用してもよい.

4 局所麻酔薬の注入

針が神経に到達したら，0.5〜1%リドカイン，メピバカインなどを1〜3 mL注入する．この際，血液の逆流がないかを確認しながらゆっくり注入を行う．適切な部位に局所麻酔薬が注入されていれば，神経を取り囲む低エコー性の広がりとして注入が確認できる．注入時の抵抗が高い場合や，注入時に痛みを訴えた場合には神経内注入の可能性があるので注意する．なお，助手や介助者に薬液を注入してもらえると，施行者はブロック針やプローブの操作に専念することができるので，安定した超音波画像が得られやすい.

5 ブロック後の注意点

本ブロックで使用する局所麻酔薬の量は比較的少ないが，薬液の血管内注入や神経損傷など，一般的な神経ブロックの合併症が起こりうるので，施行後は十分な安静と観察を忘らないことが重要である.

COLUMN ①

肘部管症候群，Guyon 管症候群（尺骨神経管症候群）

外傷や腫瘍以外で尺骨神経が障害される主なものに，肘部管症候群と Guyon 管症候群（尺骨神経管症候群）がある．両者とも絞扼性神経障害である．肘部管症候群は肘部管で尺骨神経が圧迫され，その支配領域に痺れや痛みをきたす症候群で，Guyon 管症候群は分岐した尺骨神経深枝が小指球筋基部を潜っていく際に圧迫され，障害が生じる症候群である．

尺骨神経麻痺の症状は，小指球筋萎縮，骨間筋萎縮，中・末節屈曲位，指内外転不能などの運動麻痺と手掌手背尺側半の皮膚の知覚異常があり，鷲手と呼ばれる状態になる（図9）．小指と薬指が伸ばしにくい，物をつかむのが困難となり，日常生活動作（ADL）が障害されるため，ブロックによって神経損傷が生じないように注意が必要である．尺骨神経は人体において，神経の中でも骨や筋肉などに守られていないもっとも大きな神経であるため，事故などにより損傷を受けやすい部分でもある．

COLUMN ②

神経刺激装置を使用時に尺骨神経刺激で起こる運動（図10）

①手関節，第4指，第5指の屈曲
②第1指の内転

●文献●

1) 北島敏光：尺骨神経ブロック．麻酔科診療プラクティス：12 ペインクリニックに必要な局所解剖．高崎眞弓ほか（編），文光堂，東京，p140-141，2003
2) 橋本龍也：橈骨神経ブロック，正中神経ブロック，尺骨神経ブロック．痛みのScience & Practice 6，神経ブロックに必要な画像解剖．表　圭一ほか（編），文光堂，東京，p214-221，2014

各論Ⅲ．上肢領域

8. 腋窩神経ブロック

A 解剖

腋窩神経は第5，第6頸神経（C5，C6）からなる末梢神経である．腕神経叢の上・中・下神経幹の後枝がすべて合流し，後神経束が形成され，ここから橈骨神経と腋窩神経が分岐する[1]（図1）．

腕神経叢後束から分岐した腋窩神経は，肩甲下筋の前面を腋窩動脈の後方に位置して下行し，同筋下縁（肩関節包の下），上腕骨外科頸の内側，上腕三頭筋の長頭の外側と小円筋の上縁で形成されるquadrilateral spaceと呼ばれる四角い間隙を通って後方に出る（図2）．

筋枝は小円筋（肩関節の外旋，内転に関与）・三角筋（肩の外転，屈曲，伸展に関与）に分布する．皮枝は三角筋の後縁から皮下に出て上腕上部の外側皮膚に分布する．知覚神経領域は「パッチ領域」といい，軍服の腕章（バッチ）を着けるところを支配している（図3）．上腕骨近位端骨折の80％を占める上腕骨頸部骨折の合併症として腋窩神経障害があげられる．

B 適応

- 頸腕症候群，肩関節周囲炎，外傷・骨折，関節リウマチを含む関節炎，悪性腫瘍の浸潤など肩関節およびその周囲の痛み

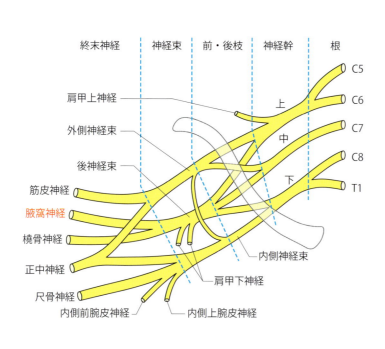
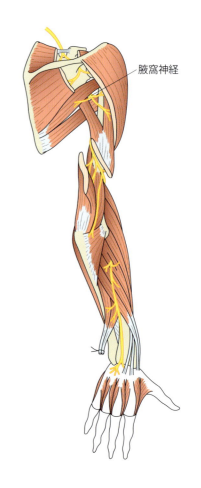

図1　腕神経叢と腋窩神経

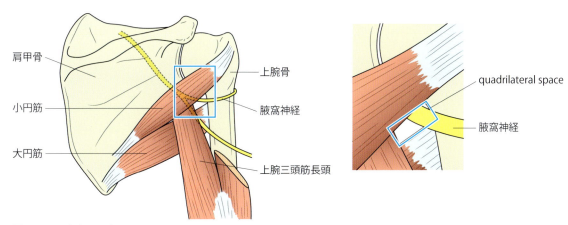

図2　quadrilateral space

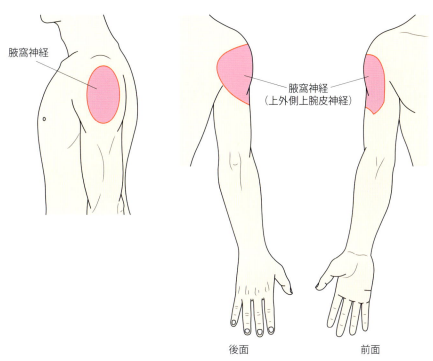

図3　腋窩神経の皮膚支配領域

- 硬膜外ブロックや腕神経叢ブロックのレスキューブロック

C 合併症

- 「総論5．神経ブロックに伴う副作用・合併症」を参照

D ブロック手技

1 体　位（図4）

患者を坐位にし，患者の背側に立ち，上腕上部に背側からプローブをあてる．

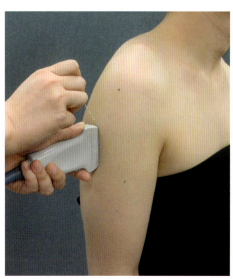

図4　体位，穿刺イメージ

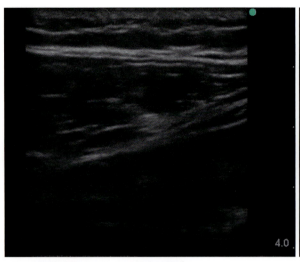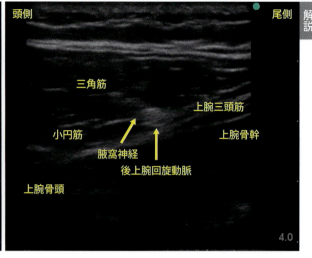

図5 腋窩神経ブロックの超音波画像

2 画像描出の手順

リニアプローブを用い，超音波画像の設定深度は3〜4cm程度でよい．後上腕回旋動脈とその尾側の腋窩神経を描出する．

3 ブロック針の操作

ブロック針をプローブの頭側縁の中央から刺入する[2]．浅層に目標とする神経が走行しているため，神経の直接穿刺を防ぐために平行法で行うのがよい．

4 局所麻酔薬の注入

針の描出を維持し続けるためにも薬液注入は助手の手を借りるほうが容易である．術者がプローブと針を左右それぞれの手で固定し，動かさないようにしながら，助手が吸引テストを行い，薬液を注入する（図5）．

ペインクリニック外来で施行する場合は0.5％局所麻酔薬（リドカインまたはメピバカイン）を1〜5mL注入する．注入前には血液の逆流の有無をゆっくり吸引することで確認する．局所麻酔薬投与中に低エコー性の広がりを確認し，目標とする腋窩神経の周囲に投与できたことを確認して針を抜去する．

5 ブロック後の注意点

ブロック直後の合併症としては，血管内注入による局所麻酔薬中毒が考えられるので，ブロック後15分程度はベッド上安静として観察を行う．ブロック施行時に放散痛が強く神経障害が疑われる場合には，ステロイドの追加投与などを考慮するが，超音波で神経の膨化を認めた場合は神経内注入を示唆する．ブロックが効いているかどうかは，肩関節外転筋力の低下，上腕近位外側の皮膚感覚の低下の有無で判定する．

COLUMN

腋窩神経麻痺

腋窩神経麻痺は肩関節脱臼や上腕骨頸部骨折に合併することが知られている．交通事故などの牽引損傷では，腋窩神経損傷に肩甲上神経損傷がしばしば合併する．また，野球，バレーボールなどの投球動作によっても麻痺が発症する．quadrilateral spaceでは上腕の外転により上腕三頭筋長頭と大円筋の位置がかわり，腋窩神経は関節の下面に押し付けられる．よって，外転位で外旋を加えると神経への圧迫が増す（図2）．

文献

1) 岡本健志：メイヨー・クリニック超音波ガイド下神経ブロックの手引，メディカル・サイエンス・インターナショナル，東京，p55，2011
2) 佐倉伸一：周術期超音波ガイド下神経ブロック，改訂第2版，佐倉伸一（編），真興交易医書出版部，東京，p298-301，2014

各論 IV

体幹領域

1. 肋間神経ブロック
2. 椎間関節ブロック
3. 傍脊椎神経ブロック
4. 神経根ブロック（胸椎）
5. 硬膜外ブロック
6. 腹直筋鞘ブロック
7. 腰神経叢ブロック
8. 仙腸関節ブロック
9. 経仙骨孔ブロック
10. 陰部神経ブロック

各論Ⅳ．体幹領域

1. 肋間神経ブロック

A 解剖

肋骨間を肋間動静脈と平行して走行する神経を肋間神経という．胸神経の前枝にあたり，胸神経が椎間孔から出て胸部交感神経に灰白交通枝を分枝した後に後枝とともに分枝する．

この時，第12肋間神経は肋間ではなく第12肋骨下を走行するため肋下神経と呼ばれる．

肋間神経前枝は外側皮枝と前皮枝に分枝するが，このうち外側皮枝は中腋窩線の位置で外肋間筋を貫く．また，第1～第6肋間神経は終始同一の肋間を走行するが，第7～第11肋間神経と肋下神経は肋骨弓を越えた部位で腹壁にも分布する．このように，肋間（下）神経は胸腹壁の大部分の知覚を支配している．

肋間筋は外肋間筋，内肋間筋，最内肋間筋の3層構造であるが，脊椎に近い部位には最内肋間筋が存在しないため，肋間動静脈と肋間神経が走行する神経血管鞘は，末梢側では最内肋間筋と内肋間筋の間にあるが，中枢側では壁側胸膜と内肋間筋の間にある（図1，2）．

B 適応

帯状疱疹，帯状疱疹後神経痛，開胸術後痛，肋骨骨折などの外傷，脊椎疾患，悪性腫瘍の肋骨転移による痛み，特発性肋間神経痛など

C 合併症

- 「総論5．神経ブロックに伴う副作用・合併症」を参照
- 気胸
- 硬膜外・くも膜下ブロック
- 交感神経ブロック

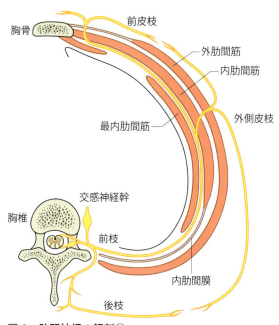

図1　肋間神経の解剖①

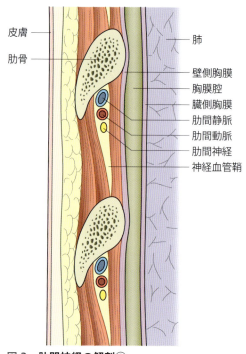

図2　肋間神経の解剖②

D ブロック手技

1 体 位（図3）

腹臥位，もしくは患側上の側臥位で行う．左右の肩甲骨を十分開大させるために，胸腹部に枕を配置し，その枕を抱きかかえるような体勢とする．

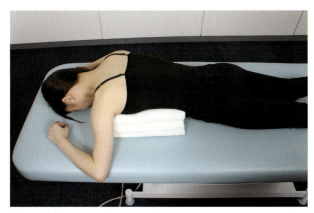

図3 体位

2 画像描出の手順

超音波診断装置はリニアプローブを用い，画面の設定深度は3～4 cm程度とするが，患者の体格に応じて深度を調整する．

肋骨角は肋骨がもっとも体表に近く，肋骨自体がもっとも厚く，広く肋間神経がまだ分岐していないため，肋骨角上でのブロック施行が推奨される[1]．ただし，超音波ガイド下では針先がリアルタイムに描出できるため，術者の技量によってはその限りではない．

穿刺は，水平断像で交差法，平行法で行う方法と矢状断像にて平行法で行う方法があるが，いずれもブロック針の全長が描出できる平行法が推奨される[2]．

a 肋骨の同定

リニアプローブを用い，矢状断像にて肋骨を第1肋骨から尾側に数えていき目的の肋間を同定する．

b 胸膜，肋間筋，肋間動静脈の同定

目的の肋間が確認できたら，肋骨の下にある肋間筋（外肋間筋，内肋間筋，最内肋間筋），胸内筋膜および壁

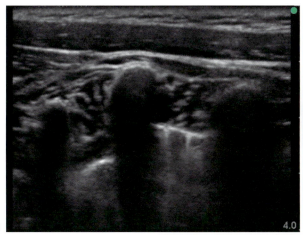
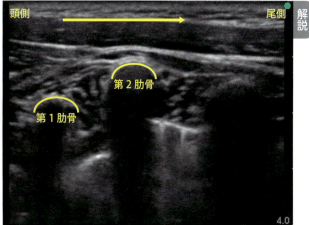
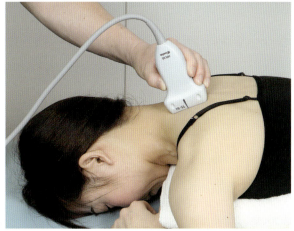

図4 矢状断での超音波画像とプローブの位置
 a：第1肋骨が入った超音波画像，b：矢状断で第1肋骨から尾側へ肋間を数えていく．

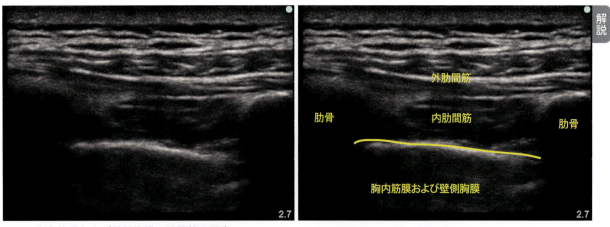

図5　胸内筋膜および壁側胸膜，肋間筋の同定

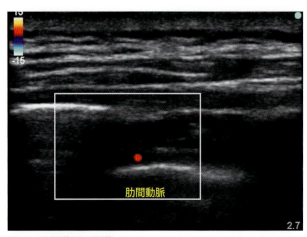

図6　肋間動脈の画像

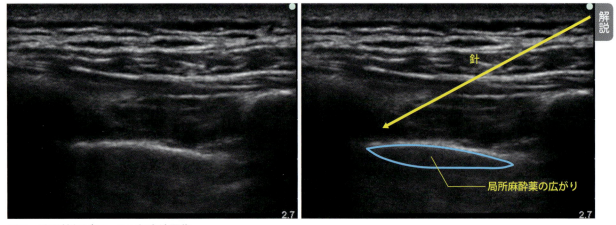

図7　肋間神経ブロックの超音波画像

側胸膜の同定を行う．肋間神経が走行する神経血管鞘は最内肋間筋と内肋間筋の間にある．胸膜下の多重反射により胸膜の同定がむずかしい時は，患者に深呼吸を促すことで壁側胸膜と臓側胸膜が擦れ合うため同定が容易となる[3]．また，同部位にカラードプラで肋間動脈が同定できることがあり，穿刺時の参考にする．

● **画像描出のコツ**

矢状断方向にプローブをあて，第1肋骨から肋骨を数えていき目的の肋間を同定する（図4）．

目的の肋間が同定されたら，肋骨の下にある高輝度に描出される胸内筋膜および壁側胸膜と層状に描出される肋間筋の同定を行う（図5）．

カラードプラを用い，肋間動脈の確認を行う（図6）．

3 ブロック針の操作

胸膜の損傷を少しでも避けられるようにショートベベルのブロック針を用いることが多い．

矢状断像にて目的の肋間が画面中央に位置するようプローブを調整し，プローブの尾側から穿刺する．ブロック針の全長を常に超音波画像でとらえながら，針先を慎重に内肋間筋と最内肋間筋の間に進める．この時，前述のカラードプラで肋間動脈が確認された場合は，同血管を穿刺しないように十分に注意する（図7）．

4 局所麻酔薬の注入

良好な画像が得られた部位でプローブを固定し，もう一方の手でブロック針全長が常に画面に描出できるように慎重に操作しながら，各肋間に0.75％ロピバカイン，もしくは1％メピバカインなどを2 mL程度注入する．局所麻酔薬注入に伴う筋層間の低輝度超音波画像の広がりと，それに合わせて壁側胸膜が胸腔側に押し下げられる像を確認して，ブロック針を抜去する（図7）．

5 ブロック後の注意点

ブロック後のベッド上安静時間は30分程度とし，血圧・脈拍，経皮的酸素飽和度の測定を行う．また，合併症として気胸があるため呼吸状態を慎重に観察する．

COLUMN

局所麻酔薬の投与量について

一般的に局所麻酔薬は1肋間に3〜5 mL程度投与するとされている．しかし，岡田は[4] 3 mLの注入により中枢側に流れた薬液は2椎体分の領域に広がることを示しており，投与量は2 mL以内にするべきであると述べている．

● 文献 ●

1) Peng PW et al：Ultrasound-guided interventional procedures in pain medicine：a review of anatomy, sonoanatomy, and procedures：part I：nonaxial structures. Reg Anesth Pain Med **34**：458-474, 2009
2) Abrahams MS et al：Evidence-based medicine：ultrasound guidance for truncal blocks. Reg Anesth Pain Med **35**：S36-S42, 2010
3) 岩崎達雄：肋内神経ブロック．神経ブロックのための3D解剖学講座，大塚愛二ほか（監），武田吉正ほか（編），メディカル・サイエンス・インターナショナル，東京，p137-147, 2013
4) 岡田　弘：肋間神経ブロック．ペインクリニック **27**：S449-S456, 2006

各論IV. 体幹領域

2. 椎間関節ブロック

A 解剖

椎間関節は2つの椎骨のうち，上位椎骨の下関節突起と下位椎骨の上関節突起からなる関節で，脊柱の後方支持機構を形成している（図1）．関節内には滑膜を有し，その外側は関節包でおおわれている．椎間関節は脊髄神経後枝内側枝により支配される．内側枝は隣接する椎間関節とともに，1つ下位のレベルの2つの椎間関節を支配する．椎間関節とその周囲組織には，豊富な感覚神経終末（機械受容器：mechanoreceptor）が分布しているとされている．

B 適応

急性腰痛（ぎっくり腰など），変形性腰椎症，腰椎変性すべり症，椎間関節性痛，腰部脊柱管狭窄症，腰椎椎間板ヘルニア，脊椎手術後症候群なども椎間関節性の痛み

C 合併症

- 「総論5．神経ブロックに伴う副作用・合併症」を参照

他の神経ブロック療法と同等のリスクはあるが，特に本ブロックでリスクが高いとはいえない．特に骨より外側で行うブロックであるので，出血して神経を圧迫するようなリスクは少ない．

- **くも膜下・硬膜外・神経根ブロック，末梢神経・脊髄損傷**：針先が椎間関節の部分に接触する場所で薬液を注入すれば危険はまずないが，針先を視認しないまま進めると，椎体からずれているのに気づかずに椎間を通過してしまい，そこで薬液を注入すると前述のようなブロックになるおそれがある．また，神経損傷が生じる危険性もある．画面上で椎体に接触するはずの部位で接触しない場合は，それ以上針を進めずプローブをわずかに動かし，針先をよくできる状態にして針と椎体との位置関係を確認する．

- **組織損傷**：骨に強く接触すると針先がめくれてしまい，組織損傷を生じる可能性がある．椎間関節ブロックは1回の治療で複数ヵ所の椎間関節にブロックをすることが多いため，できるだけ強く骨に接触しないようにする．針を操作する時に抵抗感を感じたら新しい針に交換する．

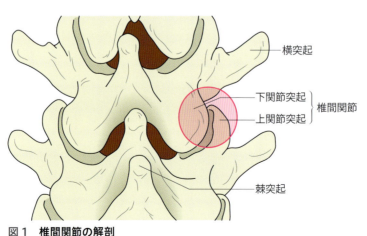

図1 椎間関節の解剖
椎間関節は上関節突起と下関節突起から形成される．

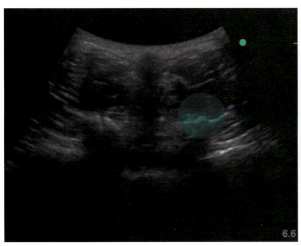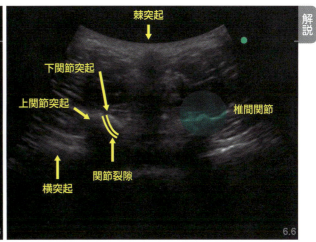

図2　超音波画像における椎間関節の構造

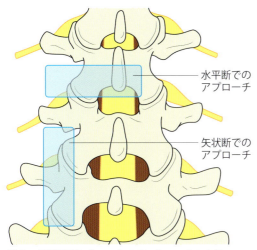

図3　椎間関節ブロックのアプローチの方法
　□はプローブの位置を示す．
　主に水平断でのアプローチと矢状断でのアプローチがある．針の刺入は平行法を用いて行う．

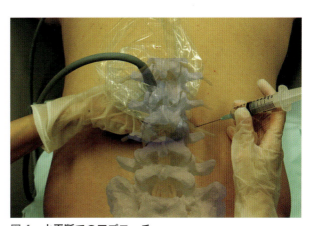

図4　水平断でのアプローチ
水平断では棘突起，椎間関節，横突起などが同一画面で確認できるため，構造がわかりやすい．

D ブロック手技

1 体位

腹臥位，もしくは側臥位で行う．

2 画像描出の手順

●画像描出のコツ

超音波ガイドを用いて椎間関節を描出し，関節内もしくはその付近に薬液を注入する（図2）．

プローブのあて方により，水平断方向と矢状断方向の2つのアプローチの方法がある（図3）．

プローブは通常，コンベックスプローブ（2〜5 MHz）を使用する．

椎間関節性の痛みは棘突起付近に圧痛を認めるため，消毒前に圧痛を確認する．複数ヵ所に行うことが多いため，消毒をする前にプレスキャンを行い，刺入点，目標到達地点を決めておく．プローブが動く範囲を考え比較的広範囲に消毒をする．

ａ 水平断でのアプローチ（図4）

- 椎間関節の同定：清潔操作ができるようにしたプローブを棘突起上に体幹と垂直になるようにあて，水平断画像で棘突起を確認する．仙骨領域から椎間をみながら上向させると，目的の椎間の高位診断も可能である．棘突起の外側に椎間関節を確認する．椎間関節は上関節突起と下関節突起とで構成される裂隙として視認できるが，細かくプローブを移動させなければ同定しにくい．むずかしい場合は，プローブを若干尾側に移動し棘突起の外側で鋭利に隆起する上関節突起を確認後，少しずつ頭側に移動していくと関節裂隙を見出

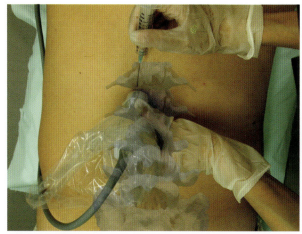

図5　矢状断でのアプローチ
棘突起部分より外側にプローブを動かし椎間関節を同定していく．
複数個の椎間関節が同一の視野に認められる．

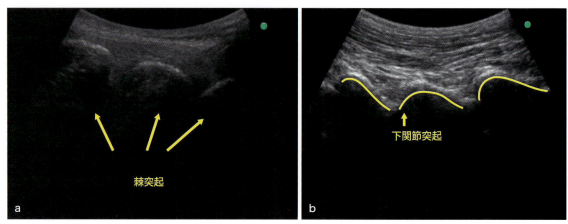

図6　矢状断像での構造
a：やせている人の場合，棘突起の隆起によりプローブが接触しにくく描出が困難となる．
b：下関節突起にいたる椎弓板は頭側方向に下降しながら傾斜している．

すことができる．ただし，関節の変形が進むと関節裂隙を確認するのは困難となる．

b 矢状断でのアプローチ（図5）

- **椎間関節の同定**：圧痛がある棘突起上でプローブを矢状断にあて，棘突起を描出する．仙骨領域から描出すると高位診断になる．外側にプローブを平行移動すると下関節突起にいたる椎弓板が出現する．椎弓板は尾側の下関節突起側から頭側に向けて下降するような傾斜がある（図6）．さらに，ゆっくり外側に向けてプローブを移動すると先ほどの傾斜は消失し，かわりに尾側に下降するような傾斜になる．この部位が上関節突起となる．この付近で細かく内側，外側にプローブをずらしながらみていくと上関節突起と下関節突起からなる関節裂隙が2重線となって描出される．ここが椎間関節にあたる．

3　ブロック針の操作

関節裂隙内に平行法で針を進める．針は23 G，60 mmのカテラン針を用いることが多い．針の刺入点は，針が画面のどのあたりから出現するかを想定し決定する．ただし，関節裂隙が確認困難な場合は，関節突起の頂点に針先を進める．

水平断ではプローブの外側より平行法で針を進める（図7）．複数ヵ所にブロックを行う場合，針を抜去後，再度目的の椎間関節を描出してから平行法で針を進める．

矢状断では同一画面内に複数の椎間関節が描出されていることが多い．その際は，角度をかえるだけで別の椎間関節へのアプローチが可能となる．針を抜去せず皮下まで戻した後に角度を変更してから目的の椎間関節に針をする進めることも可能である（図8）．

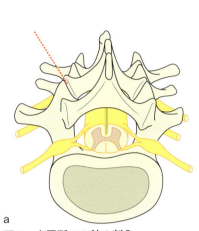
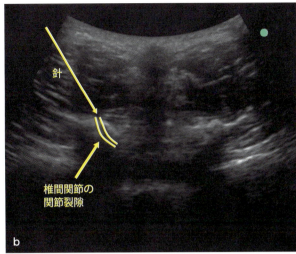

図7 水平断での針の刺入
針は外側より平行法で刺入する．
a：水平断でのアプローチ法．b：超音波画像での針の刺入方向．

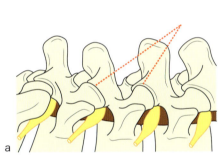
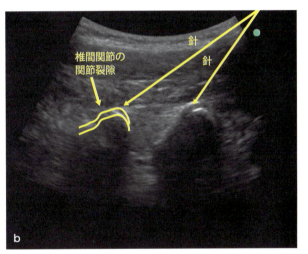

図8 矢状断での針の刺入
頭側より平行法で刺入する．同一の画面内に複数個の椎間関節が認められるため，別の椎間関節への刺入の際，角度さえ変更すれば針を抜去しなくても可能である．
a：矢状断でのアプローチ法．b：超音波画像での針の刺入方向．

4 局所麻酔薬の注入

椎間関節に到達したところで1％メピバカインもしくはリドカインを1〜1.5 mL程度注入する．椎間関節痛がある場合は，薬液注入時に再現痛を認める．関節裂隙が困難な場合は，関節突起の頂点で薬液を注入してもよい．周囲を後枝内側枝があるため，この部位で薬液を注入しても再現痛は得られ鎮痛効果も期待できる．

5 ブロック後の注意点

骨の上でのブロックのため比較的安全であるが，針先の位置がずれて局所麻酔薬を注入すると下肢の神経ブロックとなり，一時的に麻痺することがあるため注意を要する．

各論Ⅳ. 体幹領域

3. 傍脊椎神経ブロック

A 解 剖

傍脊椎腔は前面を壁側胸膜, 後面を内肋間膜と上肋横突靱帯, 内側を椎体や椎間板で構成される傍脊椎部の左右に存在する楔状形のスペースである. 外側は肋間腔, 内側は椎間孔を通じ硬膜外腔へ続いており, 頭尾側にも連続している.

また, 傍脊椎腔の中には脊髄神経のみでなく交感神経が含まれている.

胸内筋膜によって腹側の胸膜外コンパートメントと背側の胸内筋膜下コンパートメントに分かれているが, 実質的には胸内筋膜下コンパートメントがほぼ占めている[1]).

前述のように傍脊椎腔には脊髄神経だけでなく交感神経も含まれているため, 傍脊椎神経ブロックは交感神経も含めてのブロックを行うことが可能である. 薬液量によっては1ヵ所からの穿刺で上下の広範囲のブロックを行うことができる（図1）.

B 適 応

帯状疱疹, 帯状疱疹後神経痛, 開胸術後痛, 肋間神経痛, 脊椎疾患, 多汗症など

C 合併症

- 「総論5. 神経ブロックに伴う副作用・合併症」を参照
- 気胸
- 硬膜外・くも膜下ブロックなど

D ブロック手技

1 体 位（図2）

腹臥位, もしくは患側上の側臥位で行う. 左右の肩甲骨を十分開大させるために, 胸腹部に枕を配置し, その枕を抱きかかえるような体勢とする.

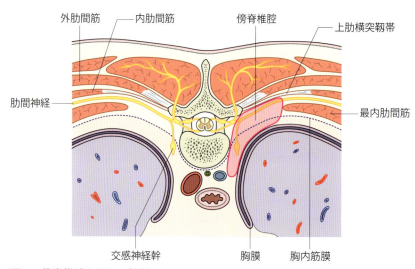

図1　傍脊椎腔と周辺の解剖

［Karmakar MK：Anesthesiology 95：771-780, 2001 を参考に作図］

2　画像描出の手順

超音波診断装置は通常，リニアプローブを用い設定深度を4cm程度で行うことが多いが，患者の体格によってはコンベックスプローブを用いることもある．また，最近はマイクロコンベックスプローブを用いた新たな方法もある．

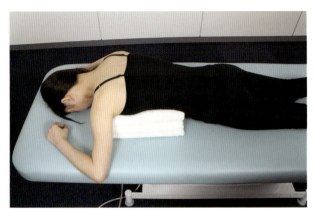

図2　体位

穿刺は矢状断像でブラインド法やX線透視下法と同様に椎体棘突起の外側約2.5cmから皮膚に垂直に針を刺入する交差法と，肋間にプローブを水平断にあて，プローブの外側から針を刺入する平行法があるが，ブロック針の全長が描出できる平行法が推奨される．

ⓐ 横突起，肋骨の同定

矢状断方向にプローブをあて，第1肋骨から肋骨を数えていき目的の椎体高を確認する．

プローブを棘突起正中よりやや外側に水平断にあて直し，目的の椎体の横突起と肋骨を同定する．

ⓑ 胸膜，肋間筋，傍脊椎腔の同定

プローブを少しずつ尾側に平行移動させると肋骨が画面からはずれ，肋間となり肋間筋，内肋間膜，胸膜が描出されるようになる．この時プローブをゆっくりと頭尾側に傾けて，胸膜がより高輝度像として確認できるように調整する．この時，内肋間膜，胸膜，横突起に囲まれた低輝度像のスペースが傍脊椎腔である．

●画像描出のコツ

矢状断方向にプローブをあて，第1肋骨から肋骨を数

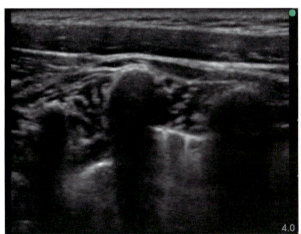
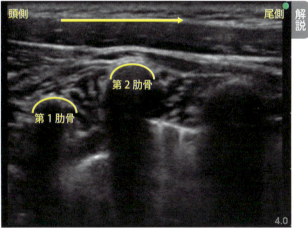
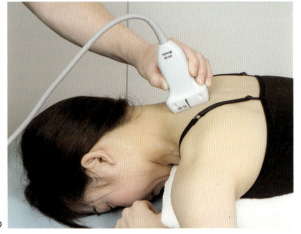

図3　矢状断での超音波画像とプローブの位置
a：第1肋骨が入った超音波画像．b：矢状断で第1肋骨から尾側へ肋間を数えていく．

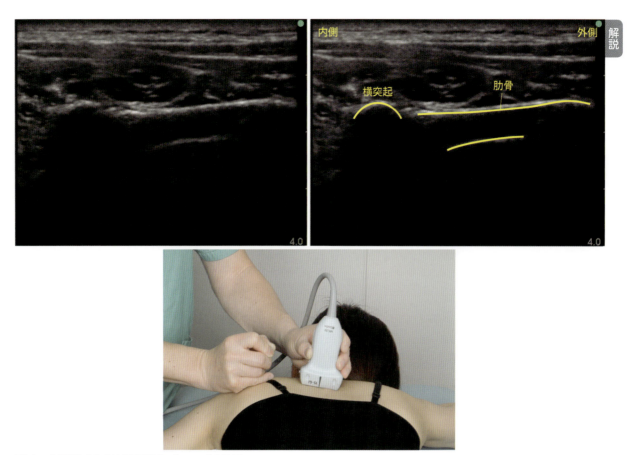

図4 水平断での超音波画像とプローブの位置
目的肋間の頭尾側の肋骨の描出と断定.

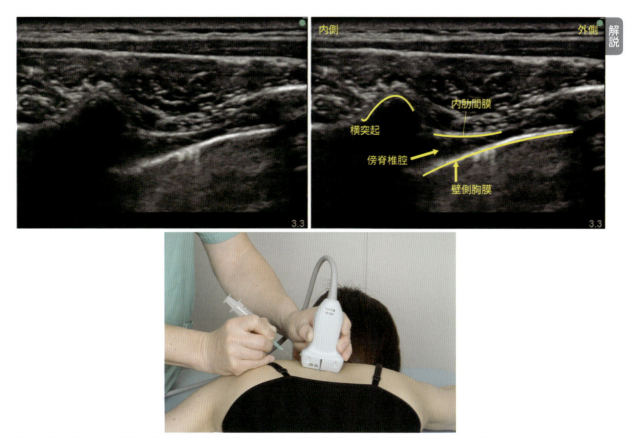

図5 図4よりやや尾側にプローブを動かした時の超音波画像とプローブの位置（穿刺イメージ）
肋骨が描出される部位からプローブを尾側にスライドさせる.

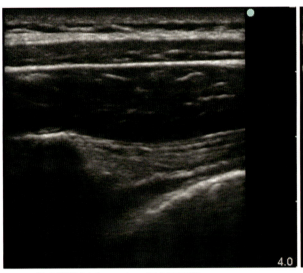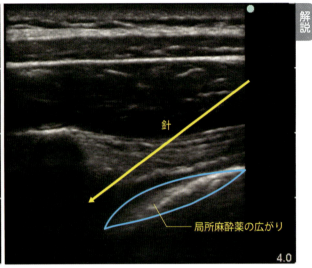

図6　傍脊椎神経ブロックの超音波画像

えていき目的の椎体高を同定する（図3）．

プローブを90°回転させ水平断とし，目的の椎体の横突起と肋骨を描出する（図4）．

プローブを少しずつ尾側に平行移動させ，画面上に肋骨から肋間が描出されるように調整する．肋間筋，内肋間膜，胸膜を同定し，低輝度像で確認できる傍脊椎腔のスペースを同定する（図5）．

3　ブロック針の操作

Tuohy針，もしくはブロック針を用いる．目的の傍脊椎腔が描出されたら，プローブがずれないようにしっかり固定し，プローブの外側から穿刺する．ブロック針の全長を常に超音波画像でとらえながら内肋間膜を貫き，針先を内肋間膜と胸膜の間に進める．さらに胸膜を穿刺しないように注意しながら針先を横突起の外側線よりやや内側に進める（図5，6）．

4　局所麻酔薬の注入

プローブを良好な画像が得られるところで固定して，もう一方の手で常にブロック針全長が画面に描出できるように慎重に操作しながら血液の逆流がないことを確認して，0.2～0.375%ロピバカインなど15～20 mLを分割注入する．

この時，局所麻酔薬注入に伴い傍脊椎腔のスペース内の低輝度像の広がりと臓側胸膜が胸腔側に押し下げられる像を確認して，ブロック針を抜去する（図6）．

5　ブロック後の注意点

ブロック後のベッド上安静時間は60分程度とし，血圧・脈拍，経皮的酸素飽和度の測定を行う．また，合併症として気胸があるため呼吸状態を慎重に観察する．

COLUMN

局所麻酔薬の投与量について

傍脊椎神経ブロックには1椎体ごとに局所麻酔薬3～5 mL投与する方法と1ヵ所から局所麻酔薬を15～20 mL投与し広範囲に遮断する方法がある．Cheemaら[2]は0.5%ブピバカイン15 mL投与で皮膚知覚が平均5分節（1～9分節）遮断されたと報告しており，多数回の穿刺によるリスクを考えると1ヵ所穿刺法を推奨する．

● 文献 ●

1) 柴田康之：胸部傍脊椎神経ブロックと解剖．新超音波ガイド下区域麻酔法，小松　徹ほか（編），克誠堂出版，東京，p165-174，2012
2) Cheema SP ほか：A thermographic study of paravertebral analgesia. Anaesthesia 50：118-121, 1995

各論IV. 体幹領域

4. 神経根ブロック（胸椎）

A 解剖

脊髄から出た前根と後根は椎間孔内で合流し，脊髄神経を形成する．脊髄神経は椎間孔を通って脊柱管外に出ると，交感神経との交通枝を分枝した後，前枝と後枝に分かれる．この分岐部では，前枝と後枝を分けるように上肋横突靱帯が張っている．上肋横突靱帯は肋骨頸上面と1つ上の横突起の下面の間に張る靱帯で，外側縁は内肋間膜に連続する．脊髄神経前枝はこの靱帯の腹側を通過し，脊髄神経後枝はこの靱帯の背側を通過する．その後，前枝は肋間神経となり，後枝は後枝内側枝と後枝外側枝に分枝する．このうち後枝内側枝は椎間関節を支配する．また，この分岐部には横突間靱帯が張っていて，後枝内側枝と外側枝を分ける役割を担っている（図1）．

本項で取り上げる胸椎神経根ブロックは椎間孔内で脊髄神経またはその周囲に薬液を注入することで，薬液が椎間孔を経由し脊柱管内に注入されることを目的とする．そのためには針先を上肋横突靱帯よりも内側に位置させることが必要である．上肋横突靱帯は胸椎神経根ブロック，傍脊柱ブロックを理解するうえで重要である．

B 適応

胸部帯状疱疹，胸椎圧迫骨折，肋骨骨折，肋間神経痛，悪性腫瘍の胸膜や肋骨への浸潤による痛み

C 合併症

- 気胸
- 脊髄神経損傷
- 硬膜穿刺
- くも膜穿刺

D ブロック手技

1 体 位（図2）

腹臥位とし，術者は患側に立つ．

2 画像描出の手順

プローブはリニア型でもコンベックス型でも可能であ

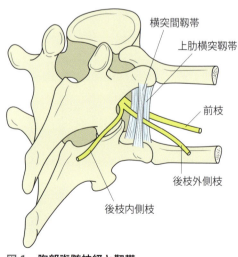

図1 胸部脊髄神経と靱帯
上肋横突靱帯は前枝と後枝を分け，横突間靱帯は後枝内側枝と外側枝を分ける役割を担っている．

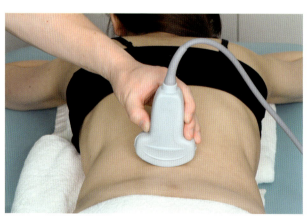

図2 体位

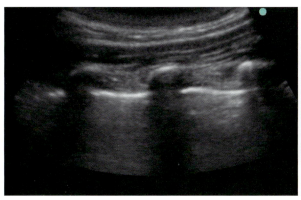 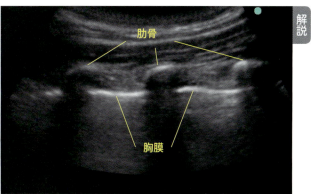

図3 肋骨の超音波画像①
プローブを体軸に平行にあてて肋骨を描出する．

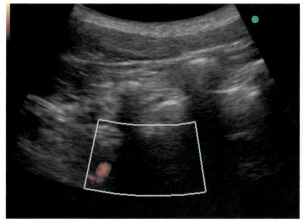 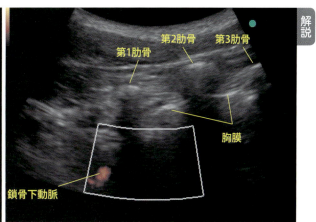

図4 第1肋骨の同定
第1肋骨の頭側にある鎖骨下動脈をランドマークとする．

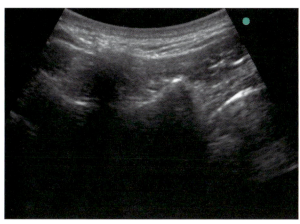 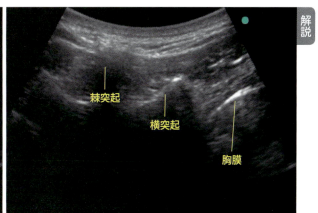

図5 横突起の超音波画像
横突起は斜め上方に向かう線状高エコーとして描出される．

るが，穿刺目標が比較的深いので筆者はコンベックス型またはマイクロコンベックス型を使用している．まず，ブロックする肋間を同定する．これは第1肋骨を同定し，それから尾側に肋骨を数えることで行う．まず，プローブを体軸に平行に横突起のすぐ外側にあてて肋骨を描出する（図3）．このままプローブを頭側に移動し，もっと

も頭側にみえた肋骨が第1肋骨である．第1肋骨は肋骨の頭側を鎖骨下動脈が走行するので，これをランドマークにすると同定できる（図4）．第1肋骨が同定できたなら，肋骨を尾側に数えながらプローブを移動して目的の肋間を同定する．次に，プローブを内側に移動し横突起のレベルでプローブを90°回転し目的となる脊髄神経の

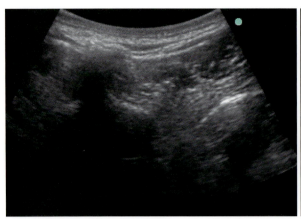

図6 椎弓板外側縁の超音波画像
プローブを尾側に移動し，椎弓板の外側縁を描出する．

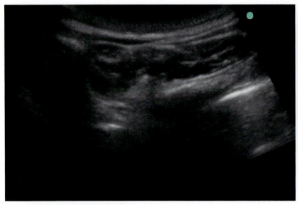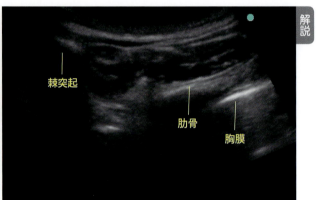

図7 肋骨の超音波画像②
プローブをさらに尾側に移動すると肋骨が描出される．

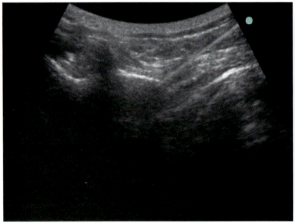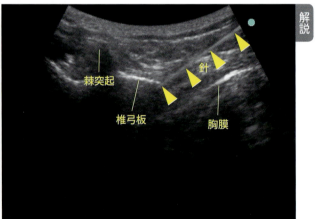

図8 胸椎神経根ブロックの超音波画像
針先を椎弓板の外側縁を滑らせるように穿刺する．

所属する横突起を描出する（図5）．ゆっくりとプローブを尾側に移動すると，横突起が消えて椎弓板の外側縁と胸膜面が描出される（図6）．このレベルで穿刺を行う．これより尾側にプローブを移動すると，肋骨が描出され（図7），さらに尾側に移動すると再び横突起（1椎間尾側の横突起）が描出される．

3 ブロック針の操作

棘突起のおよそ4 cm外側を刺入点とするため，あらかじめ棘突起から4 cm外側に線を引いておくとよい．2の図6を描出する．プローブの外側で4 cmの線上から，椎弓板の外縁に向けて針を穿刺する．穿刺針は25

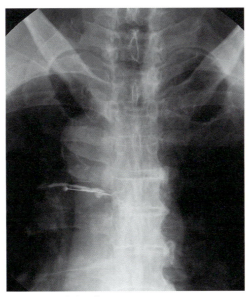

図9　肋間腔造影像
上肋横突靱帯より内側に薬液を注入できないと，薬液は肋間腔に流れる．

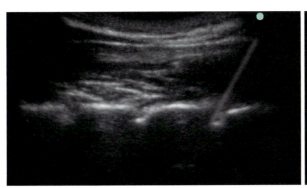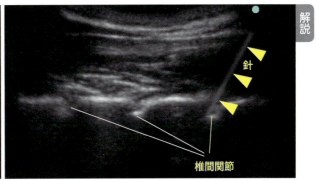

図10　胸椎椎間関節ブロックの超音波画像
針先を上関節突起の上縁を滑らせるようにして椎間関節に刺入する．

G，60 mmの注射針を用いている．一度椎弓板に針先をあてたら，その外側縁を滑らせるようにして針を1〜2 cm進める（図8）．針を進める過程で放散痛が得られればそれ以上は進めない．合併症を予防するために，放散痛が得られなくても探るようなことは避けるべきである．

4　局所麻酔薬の注入

薬液を注入する際には血液や髄液の逆流がないことを十分に確認してから，1％メピバカイン2 mLとデキサメタゾン3.3 mgをゆっくり注入する．または必要に応じて高周波パルスを行う．この手技は慣れないうちは，特にX線透視と併用するのがよい．その場合は針が椎弓板を抜けた時点で造影剤入りのシリンジを接続し，透視下に造影剤を注入しながら針を進め，造影剤が脊柱管内に入ったところで薬液を注入する．超音波のみで行う場合，針先の深さを推定することが困難であるが，たとえ薬液が脊柱管内に流れなくても，肋間腔には薬液が注入されるため，肋間神経ブロックの効果は得られる（図9）．

5　ブロック後の注意点

針を深く刺入すると，くも膜下注入になる可能性があるので，ブロック後はバイタルサインに注意する．また，胸膜穿刺による気胸の危険もあるのでブロック後は患者の訴えに注意し，必要があればSpO₂モニターや胸部の聴診を行う．

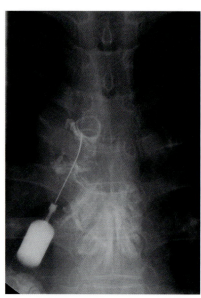

図11　胸椎椎間関節造影像
胸椎椎間関節に針先が刺入すると独特の感触が得られ，造影剤を注入すると円形に造影される．

COLUMN

　胸椎椎間関節ブロックは施行する機会は少ないが，透視下に行ってもなかなか椎間関節に穿刺することはむずかしい．しかし，超音波ガイド下に行うと容易に穿刺できる．図4でさらに内側にプローブを平行移動すると椎間関節が描出される．穿刺はプローブの尾側縁から行う．針を上関節突起にあててから頭側に滑らせるように進めると，椎間関節に入る独特の感触が得られる（図10, 11）．

各論IV．体幹領域

5. 硬膜外ブロック

A 解 剖（図1）

1 穿刺経路

脊髄は最外側を脊椎が囲んでいる脊柱間として存在し，その周囲を脊柱起立筋および皮膚が取り囲んでいる．皮膚から硬膜外腔までは，正中部では皮膚，皮下脂肪，棘間靱帯，黄色靱帯，硬膜外腔となり，棘突起間を針が通過する．傍正中部では棘間靱帯の前に脊柱起立筋内および椎弓間を針が通過することになる．上部および中部胸椎は棘突起間が狭いため，脊椎内側へは頭尾側の椎弓の隙間，「椎弓間隙」のほうが広い．

2 脊椎の形状

上位胸椎と下位胸椎さらに腰椎では脊椎の形が大きく異なる．上〜中位胸椎の棘突起は尾側へ急勾配に伸びるため，正面から椎弓間隙はみえず，椎弓間隙は狭い．下位胸椎や腰椎では棘突起が後方水平に伸びるため，正面から椎弓間隙を確認できる．

B 適 応

- 頸部以下のあらゆる痛みや血流改善

C 合併症

- 「総論5．神経ブロックに伴う副作用・合併症」を参照
- 硬膜穿刺および低髄液圧症候群
- 筋肉間などへの穿刺
- カテーテル離断など

D ブロック手技

1 体 位

通常の硬膜外ブロックは側臥位で施行されることが多い．膝を抱え込むような姿勢になり椎間が広がるように前屈してもらう．肥満患者は正中線を確実に判断するために腹臥位もしくは坐位のほうが有利なこともある．坐位の場合も前屈して椎間が広がるようにする．

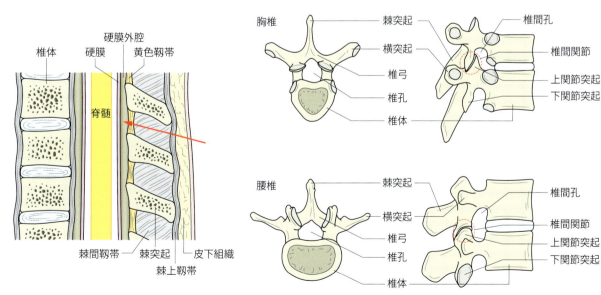

図1　解剖

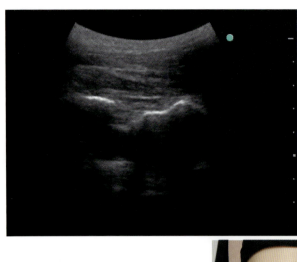
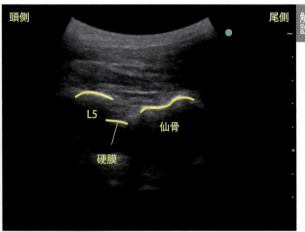
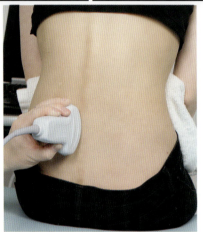

図2　仙骨，L5 棘突起上の長軸像

2　画像描出の手順

a　プローブの選択

　目的の硬膜外腔は深層にあるため，2〜5 MHz のコンベックスプローブがよい．痩せ型の成人の腰部・仙骨部や小児では，7 MHz 以上のリニアプローブでも観察可能である．リニアプローブは解像度が高いため，カテーテルの位置や馬尾なども観察しやすい．

b　プローブのあて方

　棘突起や横突起の凹凸を解剖学的に理解し，超音波ビームが通り抜ける間隙を探して硬膜外腔を観察するようなイメージで行う．第 11 胸椎（T11）以下の棘突起は背側に水平に伸びているため，棘突起間の穿刺スペースが広く，超音波画像で観察しやすい．

①短軸像（水平断）

　棘突起直上にプローブをあてると脊柱管内の構造が描出できないため，棘突起間で左右対称になるように操作する．

②長軸像（矢状断）

　正中線上でプローブをあてると，棘突起の凹凸が操作の妨げとなる．棘突起がない傍正中部分にプローブをあて，椎弓間隙から観察する．

●画像描出のコツ

　①最初に，椎間の正確な位置決めをする．プローブを仙骨正中線上にあてて長軸像を観察した後，プローブを頭側にスライドし，仙骨と第 5 腰椎（L5）を確認する（図2）．仙骨は棘突起が連なっているのが特徴的であり，L5 との違いがわかる．さらに正中線上を頭側にスライドさせながら棘突起を順番に数え，目的とする高さの椎間を同定する．マーキングしておくとよい．

　②次に，目的とする椎間の棘突起直上ではなく棘突起付近で長軸像を観察できるようにプローブを皮膚に密着させる．患者が痩せ型であれば，プローブは体に強く押し付けるくらいでないとうまく観察できないことがある．棘突起直上ではプローブを密着できない．プローブを外側に向けると，複数個の横突起と，そこを起始とする大腰筋を観察できる（図3，trident sign：三つ又）．

　③図3からプローブを皮膚に垂直にすると，上下の椎間関節が連続する像（図4，camel hump sign：ラクダのこぶ）が観察できる．さらにプローブを正中に向けると，

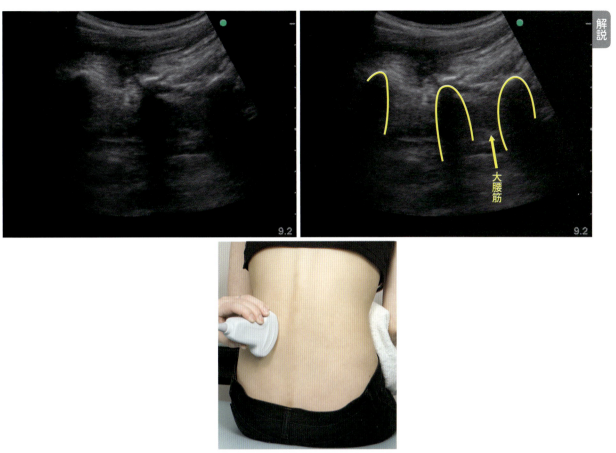

図3　第2/第3腰椎（L2/L3）長軸像．連続する横突起（trident sign）

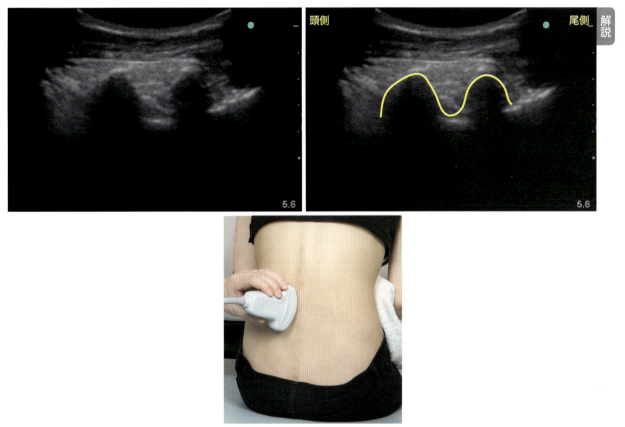

図4　L2/L3 長軸像．椎間関節の連続（camel hump sign）

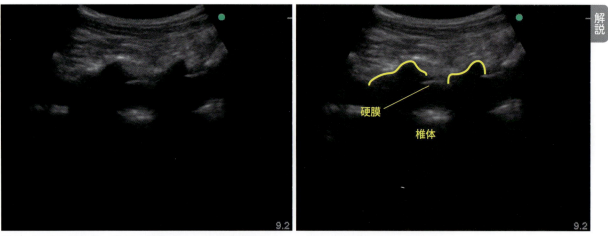

図5　L2/L3 長軸像．椎弓の連続（horse head sign）

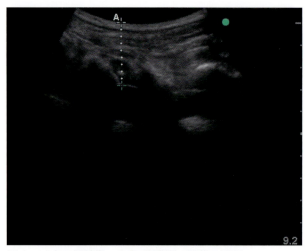

図6　L2/L3 長軸像．皮膚-硬膜間の距離の計測

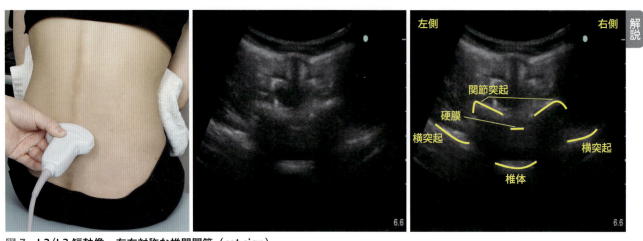

図7　L2/L3 短軸像．左右対称な椎間関節（cat sign）

椎弓の連続（図5，horse head sign：ウマの頭部）と，その間隙に硬膜が観察できる．

④プローブの向きを微調整し，硬膜（高輝度），くも膜下腔（低輝度），椎体または椎間板がもっともはっきり確認できる位置を探す．観察できる硬膜の幅が広いほど，穿刺針の進入経路が広いので穿刺には有利である．ここで，皮膚から硬膜までの距離を計測する（図6）．

⑤プローブを90°回転させて短軸像を描出する．棘突起の直上では，棘突起や椎弓の音響陰影によって脊柱管内は観察できないため，プローブをゆっくり頭尾側にスライドもしくは傾け，椎間関節や横突起が左右対称にみえる像を得る．椎間関節はネコの耳のようにみえるため

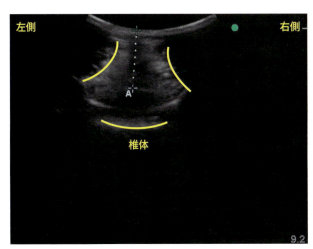

図8 L2/L3 短軸像．皮膚-硬膜間の距離の計測

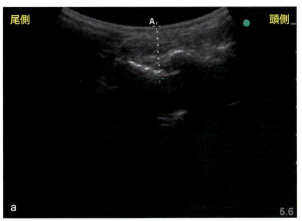

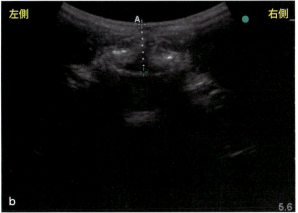

図9 小児の腰椎．皮膚-硬膜間の距離の計測
a：長軸像．b：短軸像．

「cat sign」ともいわれている（図7）．椎間関節の突起の基部をつなぐように硬膜が描出される．短軸像の画像は，穿刺部位，皮膚から硬膜外腔までの深さ，針の角度を決定するのに重要である．皮膚から硬膜までの深さを測定し（図8），プローブの上下左右をマーキングする．また，金属製の鉗子を皮膚とプローブの間に差し込み鉗子の音響陰影を観察すると，実際の刺入点や角度をより正確に確認することが可能になる．この後は，穿刺までに体位をかえないことが重要である．

⑥小児の場合も同様に描出できる．成人と比較して皮膚から硬膜までの距離が短いことがわかる（図9）．

3 ブロック針の操作

17～22 G，80～100 mm の硬膜外針（Tuohy 針）または神経ブロック針を使用する．穿刺前画像で評価（皮膚から硬膜までの角度，精度の高い距離の測定，穿刺スペースの有無）するが，実際の穿刺を超音波ガイドで行うことには慣れを要する．

4 局所麻酔薬の注入

局所麻酔薬（0.1～2％ リドカイン，0.1～2％ メピバカイン，0.1～1％ ロピバカイン，0.1～0.75％ レボブピバカイン）を 1～10 mL 投与する．

5 ブロック後の注意点

血圧低下，下肢の脱力，カテーテル抜去後の硬膜外血腫，カテーテルの抜去困難など

COLUMN

神経刺激法による確認

神経刺激による筋収縮が生じる位置を確認しながらカテーテルの位置を決定する方法で，神経刺激を行うことができるスタイレット入りカテーテルを用いて行う．カテーテルと超音波診断装置を併用することも可能である．主に，小児で仙骨部からカテーテルを挿入して先端を下部胸椎まで進めるような場合に行われる．1 mA 以下で収縮がみられる場合はくも膜下への迷入を，10 mA 以上の刺激が必要であれば硬膜外腔への迷入を考える．筋弛緩薬使用時は筋収縮がみられない．

文献

1) 山内正憲：第3章超音波ガイド下神経ブロック―6. 硬膜外ブロックと脊髄くも膜下ブロックの実際．臨床麻酔実践シリーズ6―麻酔科医に必要な超音波ガイド下手技のポイントと教育，坂本篤裕ほか（編），ライフメディコム，東京，p131-136，2013
2) Yamauchi M：Ultrasound-guided neuraxial block. Trends in Anaesth Criti Care **2**：234-243, 2012

6. 腹直筋鞘ブロック

A 解剖

腹直筋は縦に長い筋肉で，第5～第7肋軟骨，剣状突起，肋剣靱帯起始から始まり，恥骨の恥骨稜に付着し恥骨結合に停止する（図1）.

腹直筋は外腹斜筋，内腹斜筋，腹横筋それぞれの腱膜が癒着した腹直筋鞘によって上下に長く包まれている．腹直筋鞘は前葉と後葉からなり，外腹斜筋腱膜が前葉となり，内腹斜筋腱膜が前後に分かれて上部では前葉と後葉になるが（図2），臍よりも下腹部では前葉だけになる．腹横筋腱膜は同じく上腹部ではすべて後葉になり，下腹部ではすべて前葉になる．つまり，臍と恥骨結合の中間点より下方では，3つの筋肉の腱膜はすべて前葉となり後葉が欠如するため，そこでは横筋筋膜が直接腹直筋と接することになる（図3）．腹直筋鞘の後葉は下縁部分が弓状のカーブを描いて終わっており，この境界線となる部分が弓状線である．

腹壁は第7～第12胸神経（T7～T12）と第1腰神経（S1）により支配される．これらの神経は椎間孔から出て，主に腹横筋と内腹斜筋の間を走行し腹直筋鞘に入り，最終的に腹直筋鞘前葉と腹横筋を貫き前腹壁に到達する（図4）[1]．

B 適応

脊髄神経前枝を遮断することで，前腹壁の体性痛を抑える．周術期では腹部手術（開腹術，腹腔鏡手術，臍ヘルニア，腹壁瘢痕ヘルニアなど）の正中部の創への術後鎮痛に使用されることが多い．適応としては，

- 前腹壁・体表の体性痛
- 帯状疱疹関連痛
- 緩和医療領域にて癌性疼痛，腹水貯留などによる腹部膨満感

など

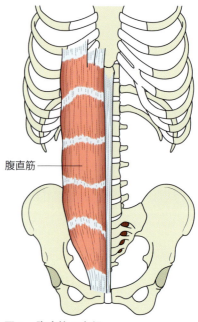

図1　腹直筋の走行
第5～第7肋軟骨，剣状突起，肋剣靱帯から，恥骨稜および恥骨結合に付着する．

C 合併症

- 「総論5．神経ブロックに伴う副作用・合併症」を参照
- 血管穿刺［上腹壁動脈・静脈（内胸動脈・静脈の分枝），下腹壁動脈・静脈（外腸骨動脈・静脈の分枝）］
- 腹膜穿刺（臍と恥骨結合の中間点より下方，つまり弓状線より下方では腹直筋鞘後葉がなく腹直筋後面を横筋筋膜と腹膜が直接裏打ちしているだけなので，腹腔内に針を刺入してしまう危険性が高くなるため注意が必要である）
- 臓器損傷（腹腔内穿刺，腸管穿刺）

D ブロック手技

1 体位

仰臥位（図5）．事前にブロックの必要範囲を確認し

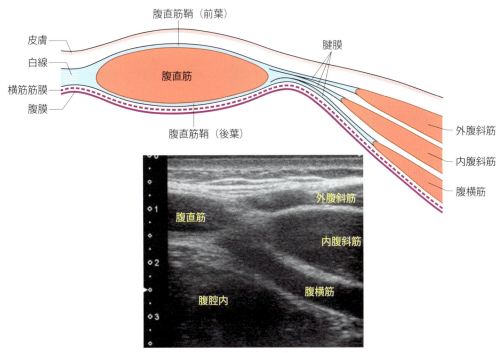

図2　上腹部の腹直筋の断面図
外腹斜筋の腱膜が前葉に，内腹斜筋と腹横筋の腱膜が後葉となって腹直筋を包み込んでいる．神経は腹直筋と後葉の間を走行する．腹膜は腹腔内の表層に確認できる．

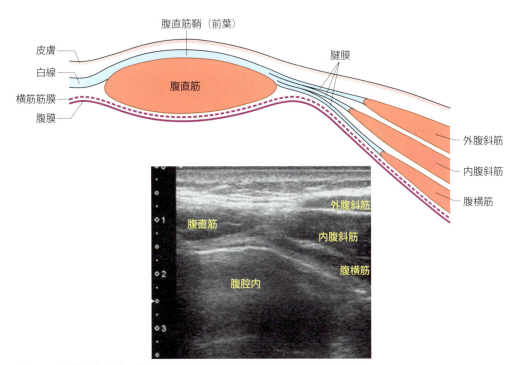

図3　下腹部の腹直筋の断面図
外腹斜筋，内腹斜筋，腹横筋の腱膜がすべて前葉となって腹直筋の表層をおおっている．図2にある腹直筋鞘後葉が存在しない．腹膜は腹腔内の表層に確認できる．

各論Ⅳ．体幹領域

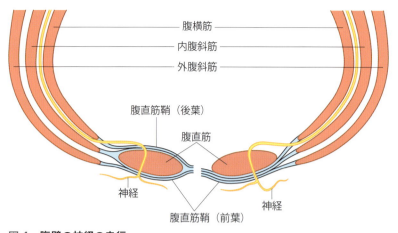

図4　腹壁の神経の走行
左が上腹部，右が下腹部で腹直筋鞘後葉が存在しない．

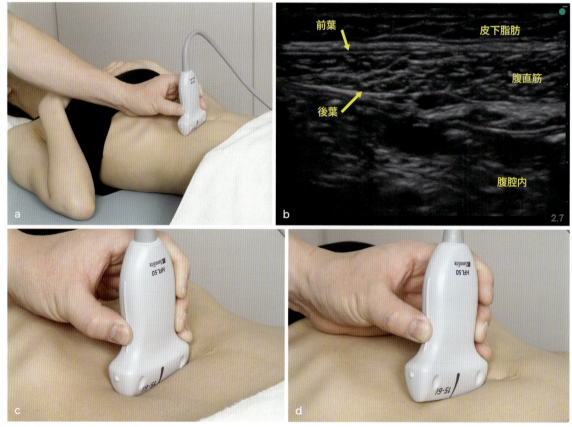

図5　腹直筋鞘ブロック
a：体位．
b：超音波画像．
c：プローブを腹壁にまっすぐ押し付けると埋まって穿刺しづらい．
d：プローブの片側をめり込まないようにすると穿刺しやすい．

て，穿刺位置や距離を決めておく．

2　画像描出の手順

　超音波診断装置はリニアプローブ（5〜10 MHz）を用い，画面の設定深度は7〜10 cmとするが，腹壁の厚さによって深度を調整する．神経そのものの描出は不可能なので，目標は腹直筋と腹直筋鞘後葉の間である．

　①あらかじめ決めておいた穿刺位置に合わせてプローブを腹壁にあて，皮膚・皮下脂肪の下に腹直筋の横断面を確認する（図5b，6）．

　②腹直筋鞘の前葉と後葉はエコー画面で上下に腹直筋を包むように，高エコー像として認められる．その下に

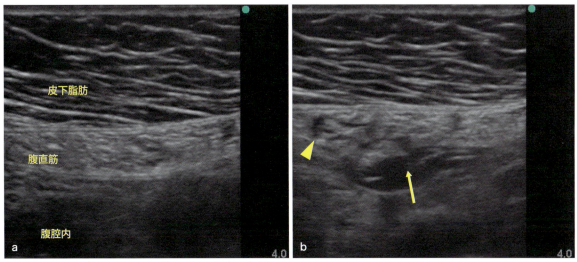

図6 肥満患者（BMI 35 kg/m²）の皮下脂肪と腹直筋
a：ブロック前．
b：ブロック後画像では局所麻酔薬が腹直筋鞘への広がり（矢印）と筋肉内へ漏れている（矢頭）のが観察される．

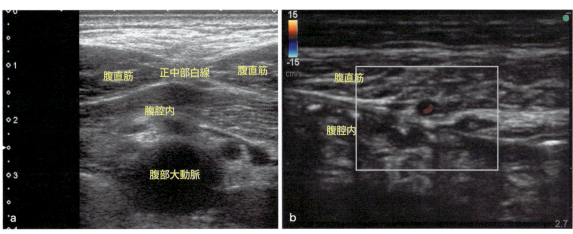

図7 腹直筋深部の血管
a：腹部大動脈が正中部白線の深層に観察される．
b：腹壁動脈がカラードプラで確認できる．

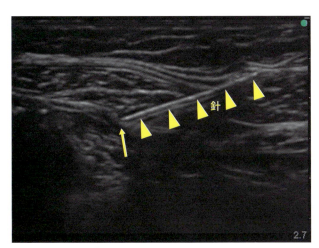

図8 腹直筋鞘ブロック平行法穿刺
針先（矢印）と針の軸（矢頭）が確認できる．

は腹直筋と腹直筋鞘の下に認められる高エコー像が横筋筋膜と腹膜で，さらにその下に空気を含有した小腸が描出される．

③腹腔内や腹壁血管をカラードプラなどで確認する（図7）．

3 ブロック針の操作

使用する穿刺針は，22〜23 G，50〜100 mm の神経ブロック針やヒューバーポイント針またはTuohy針を使用し，平行法で刺入する．ヒューバーポイント針やTuohy針は針先がカーブしているために超音波が反射されやすく，針先の描出が容易になる．そのため，特に肥満患者で有用である．

腹直筋鞘前葉に針先が到達すると，腹直筋鞘前葉が動

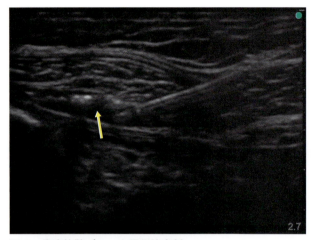

図9　腹直筋鞘ブロック平行法穿刺
針先（矢印）に局所麻酔薬が投与されていく．

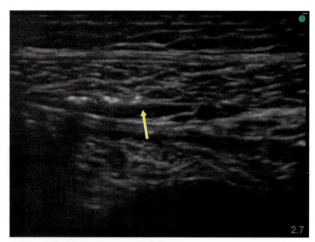

図10　腹直筋鞘ブロック穿刺後
長軸で頭尾側方向の薬液の広がり（矢印）を確認する．

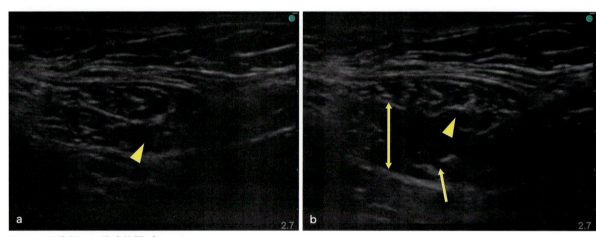

図11　下腹部での腹直筋鞘ブロック
後葉がないので穿刺を慎重に行ったため（a），腹直筋内深層に局所麻酔薬が広がった（矢頭）のを確認後，わずかに筋鞘内まで針先を進め（b，矢印）て局所麻酔薬の適切な広がり（b，双方向矢印）を観察する．

き始める．さらに針を進めると腹直筋鞘前葉を貫く感覚が得られる．さらに針先を進め針先が腹直筋鞘後葉に到達すると，後葉が動き始めるのでそこで針の刺入を止める（図8）．慣れると交差法で短時間で穿刺できる．

4　局所麻酔薬の注入

①吸引テストで血液の逆流がないことを確認し，腹直筋と腹直筋鞘後葉の間に0.5～1.5％リドカイン，0.2～0.5％ロピバカインまたはレボブピバカインを1ヵ所10 mL程度ずつ注入する．局所麻酔薬の注入により腹直筋と腹直筋鞘後葉の間に低輝度超音波画像が描出されることを確認する（図9）[2]．

②穿刺場所を移動し2～4を繰り返し，必要なブロック範囲に局所麻酔薬を広げる．

③最後に，腹直筋の矢状面をエコーで描出させ，低輝度超音波画像として局所麻酔薬の上下（頭尾）の広がりを確認する（図10）．

④後葉のない下腹部では腹膜ぎりぎりに針を進めるのがためらわれる．生理食塩水を投与しながら少しずつ針をねじ込むように進め，筋肉内の広がりが腹膜と腹直筋の間の広がりにかわる部位で局所麻酔薬を投与する（図11）．

5　ブロック後の注意点

①鎮痛効果，神経ブロック領域の広がりと程度の確認を行う．腹部の筋弛緩作用の程度，血圧や脈拍数は適宜測定する．

②局所麻酔薬の血中濃度は30分後がピークである．高濃度や長時間作動性の局所麻酔薬を使用した際には特にこの間の注意が必要である[3]．

COLUMN

　腹直筋鞘ブロックは片側だけでなく両側をブロックしなければならないことと，必要な範囲をすべてブロックするためには多量の局所麻酔薬が必要になる場合がある．また，弓状線より下側（尾側）では腹直筋鞘後葉がないため局所麻酔薬の広がりが一様でないことも多く，さらに多くの局所麻酔薬が必要となる可能性もある．

　局所麻酔薬の投与量は，リドカイン 7 mg/kg，エピネフリン添加リドカイン 10 mg/kg，ロピバカイン 3 mg/kg程度が極量とされている．血管内への吸収は比較的緩徐で血中濃度ピークは約 30 分後である．

　カテーテルを留置した持続ブロックでは局所麻酔薬の濃度と量の調節には注意が必要である[2,3]．

文献

1) Tran TM et al：Determination of spread of injectate after ultrasound-guided transversusabdominis plane block：a cadaveric study. Anesthesia **64**：745-750, 2009
2) Cornish P et al：Rectus sheath catheters for continuous analgesia after upper abdominal surgery. ANZ J Surg **77**：84, 2007
3) Wada M et al：Plasma ropivacaine concentrations after ultrasound-guided rectus sheath block in patients undergoing lower abdominal surgery. Anesth Analg **114**：230-232, 2012

各論Ⅳ. 体幹領域

7. 腰神経叢ブロック

A 解剖

腰神経叢を構成する脊髄神経は，第1～第4腰神経（L1～L4）となる（図1, 2）．末梢神経としての構成は腸骨下腹神経，腸骨鼠径神経，陰部大腿神経，外側大腿皮神経，大腿神経，閉鎖神経である．支配領域は，下腹部から鼠径部，下肢に及ぶ．腰神経叢の解剖学的走行部位は，第4～第5腰椎領域（神経ブロック針穿刺領域）では，多くの症例で大腰筋内を走行していて，そうでない場合でも大腰筋の背側にある[1]．超音波画像では，腰神経叢の描出の前に，筋の画像を描出させて位置関係を把握することが重要である．脊柱起立筋，腰方形筋，大腰筋の超音波画像による識別が必要となる．

B 適応

- 腰椎椎間板ヘルニア，腰部脊柱管狭窄症，変形性腰椎症
- 帯状疱疹関連痛
- 術後腰殿部痛・下肢痛

C 合併症

- 「総論5. 神経ブロックに伴う副作用・合併症」を参照
- 硬膜外ブロック，脊髄くも膜下ブロック
- 臓器損傷（腎損傷，腹腔内穿刺，腸管穿刺）
- 血管穿刺：腰動脈，腰静脈，腸腰動脈

D ブロック手技

1 体位（図3）

患側を上にした側臥位，もしくは腹臥位とする．ここでは側臥位での手技について解説する．硬膜外ブロックとは異なり体幹の屈曲を強いる必要はなく，患者が楽で安定する姿勢がよい．

2 画像描出の手順

超音波診断装置はコンベックスプローブを用いて，画面の設定深度は7～10 cmとするが，画像の状況により深度を調整する．

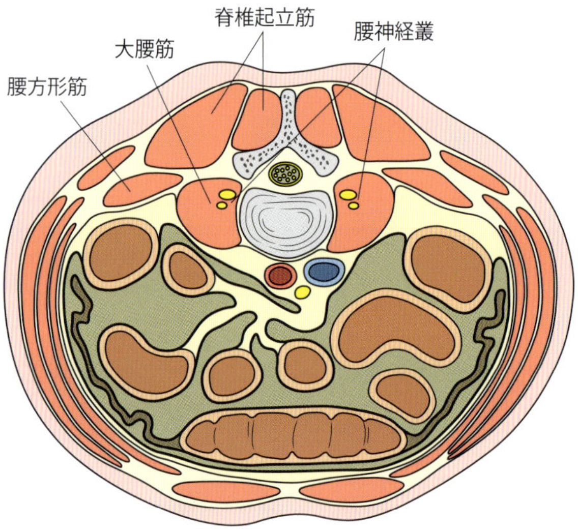

図1　横断面L4レベル

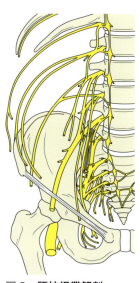

図2　腰神経叢解剖

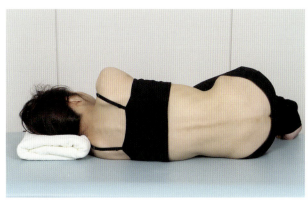

図3 体位

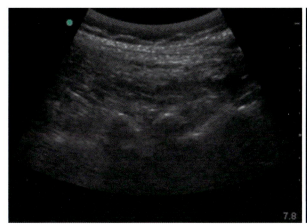
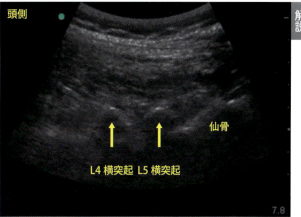
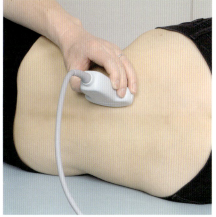

図4 矢状断像（仙骨とL4, L5横突起の同定）

ⓐ 仙骨と腰椎の同定

コンベックスプローブで矢状断像により，仙骨とL5横突起，L4横突起を同一画面上でそれぞれ確認する（図4）．横断像では仙骨から，仙骨→L5/仙椎（S）椎間→L5→L4/L5椎間→L4と順に描出することもできる（図5a〜e）．

ⓑ 筋，動脈，腰神経叢の同定

横断像でL4の確認ができたら，プローブを外側に平行移動させて，腰椎，脊柱起立筋，腰方形筋，大腰筋の同定を行う（図5f）．カラードプラで動脈画像が得られる場合や（図6a），腰神経叢が判別できる場合もある（図6b）．若いボランティアにおいて腰傍脊柱領域の横断像で腰神経叢が描写できた割合は57%であったとする報告がある[2]．

●画像描出のコツ

①ここでは仙骨画像の確認を行ってから頭側に順に移行して確認する方法についての解説を行う（図5a）．

②仙骨が確認できたらプローブをそのまま頭側に平行移動させていく．仙骨画像から超音波ビームが深部に及ぶL5/S椎間の画像を確認する（図5b）．

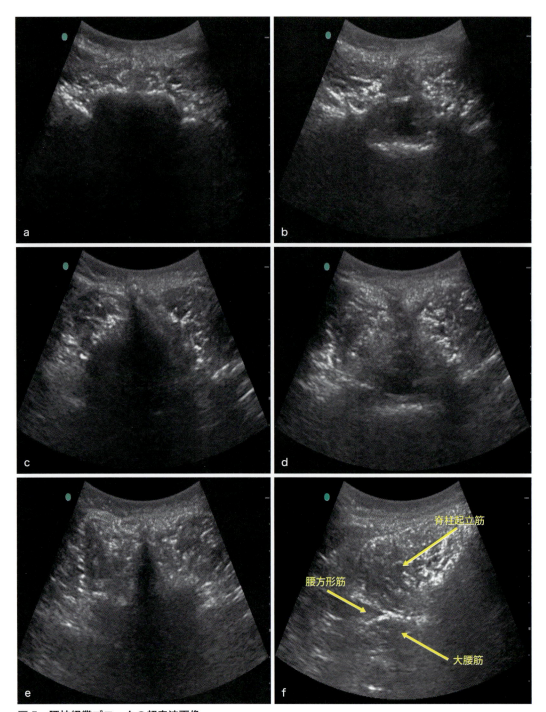

図5 腰神経叢ブロックの超音波画像
a：仙骨, b：L5/S, c：L5, d：L4/L5, e：L4, f：L4外側.

③そのままプローブを保持して頭側へと平行移動させて, L5→L4/L5椎間→L4と順に確認できる（図5c→図5d→図5e）.

④L4の確認ができたら, プローブを外側に移動させる. その後, 少し頭側にプローブを移動させて, 腰椎, 脊柱起立筋, 大腰筋, 腰方形筋を判別する（図5f）.

ⓐ 腰神経叢, 動脈が確認できた例（図6）

腰神経叢を直接描出して確認することが望ましいが, 描出できない場合も多い. その場合は, 大腰筋と腰方形筋の筋溝領域か, 大腰筋筋内を目標とする. 筋肉の解剖画像で刺入部位の確認を行った後に, カラードプラ画像で穿刺目的領域の血管像の検索を行う. 腰動脈などが拍動するカラードプラ画像が得られる場合もあり, 必要であれば別の刺入経路に変更する.

3 ブロック針の操作

刺入法として交差法と平行法があるが, ここでは外側から穿刺する平行法について解説する. 体表に近い部位

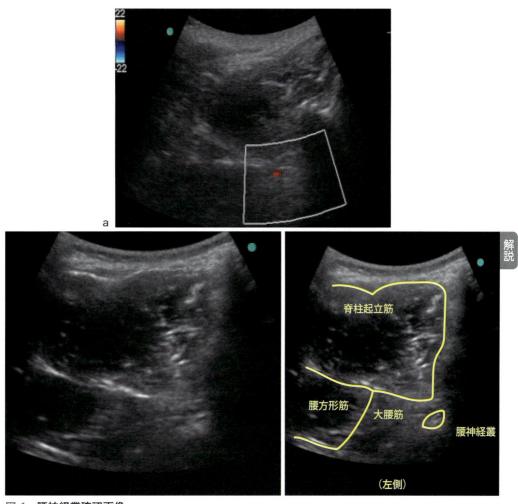

図6 腰神経叢確認画像
a：動脈確認画像，b：超音波画像（右下側臥位）．

の神経を目標とする神経ブロックとは異なり，ブロック目標部位が体深部であること，超音波ビームとブロック針の角度が小さくなること，コンベックスプローブは周波数が低いため（2〜5 MHz）画像解像度が劣ることからブロック針の先端まで画像描出を行うことはできないことを認識しなければならない．ブロック針の刺入に伴う先端周囲組織の動きをみながらゆっくりと注意深く穿刺していく必要がある．画像ばかりでなく，筋膜を貫いた時に生じる「pop感」を指先で把握することも重要である．ブロック針の先端がわからなくなった時は，少量の生理食塩水（1 mL程度）を注入して低輝度となるところで位置の推定を行う．目標部位は，腰神経叢が確認できればその近傍とするが，一般的には大腰筋内注入を目標とする．

4 局所麻酔薬の注入

注入には助手が必要である．術者はプローブを良好な画像が得られるところで固定するが，もう一方の手でブロック針を保持しているため，助手がブロック針の内針を抜き，局所麻酔薬シリンジをつないだ延長チューブを接続させる．局所麻酔薬は，0.25〜0.5％メピバカイン，リドカインなどを10 mL程度注入する．助手は血液の逆流がないかどうかを確認しながら注入を行う．局所麻酔薬注入による低輝度超音波画像の広がりを確認して，ブロック針を抜去する．

5 ブロック後の注意点

鎮痛効果，神経ブロック領域の広がりと程度の確認を行う．血圧・脈拍の測定を行う．ブロック後のベッド上安静時間は1時間を基本とするが，歩行の前に神経ブロックの状況を確認して，下肢運動機能に支障がある場合は安静時間を延長する．ペインクリニックとして高濃度の局所麻酔薬や長時間作用性局所麻酔薬（ロピバカイン，レボブピバカイン）を使用した場合には，下肢運動機能についてより慎重なチェックが必要となる．

COLUMN

局所麻酔薬の濃度と血管内注入について

　局所麻酔薬は，0.25〜0.5％メピバカイン，リドカインや入院患者では0.125〜0.2％ロピバカインを使用することもある．1％メピバカインや0.2％ロピバカインは麻酔と異なり，ペインクリニック治療では高濃度局所麻酔薬と考えられる．高齢者や身体機能に問題がある場合は，局所麻酔薬濃度を低くして運動神経機能への影響を少なくする注意が必要である．

　局所麻酔薬の血管内注入の危険性であるが，神経ブロック針の先端は超音波画像で描出できないので，腰動静脈などの血管穿刺を避けられるとはいえない．ペインクリニックで使用する局所麻酔薬は低濃度で投与量も少ないとはいえ，慎重に吸引テストを繰り返して血液の逆流がないことを確認しながら注入を行うこと．血管内注入に伴う全身症状の変化に注意して対応しなければならない．

文献

1) Kirchmair L et al：Lumbar plexus and psoas major muscle：not always as expected. Reg Anesth Pain Med **33**：109-114, 2008
2) Karmakar MK et al：Sonoanatomy relevant for lumbar plexus block in volunteers correlated with cross-sectional anatomic and magnetic resonance images. Reg Anesth Pain Med **38**：391-397, 2013

各論IV．体幹領域

8. 仙腸関節ブロック

A 解剖

仙腸関節は仙骨と腸骨からなる関節である（図1）．周囲は前側に前仙腸靱帯，後側に骨間仙腸靱帯，後仙腸靱帯などがあるが，特に後方の靱帯は強固な靱帯である（図2）．

通常，3～5 mm 程度しか可動せず体の上半身の体重を支えており，強い衝撃が加わった際にその力を吸収すると考えられる．

B 適応

仙腸関節由来の痛みは，腰殿部痛，鼠径部痛などだけではなく，下肢痛などにも関連することがあり多彩な症状を呈することがあるため鑑別がむずかしいことが多い．また，腰椎疾患との合併も少なからず存在し，さらに複雑になることがある．まずは，仙腸関節障害に特徴的な疼痛域をみる．坐位や仰臥位，患側下の側臥位などで上後腸骨棘周辺の殿部，鼠径部，坐骨結節付近に痛み

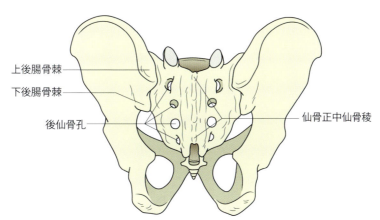

図1　仙骨・腸骨の骨の解剖
仙腸関節は仙骨と腸骨の間に位置する．

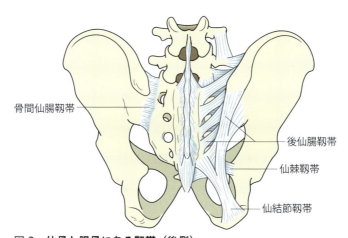

図2　仙骨と腸骨にある靱帯（後側）
仙骨と腸骨はいくつかの靱帯で結合しているが，仙腸関節に関連する靱帯には骨間仙腸靱帯と後仙腸靱帯とがあり，強固に結合している．

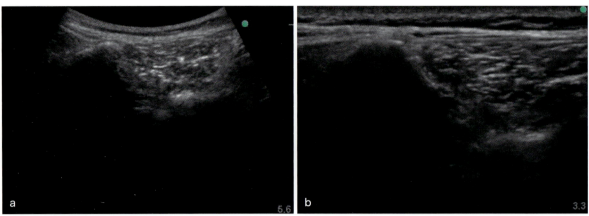

図3　上後腸骨棘付近の水平断像
a：コンベックスプローブ像，b：リニアプローブ像．
3 cm以内の画像はリニアプローブの画像が優れているがそれよりも深部になるとコンベックスプローブを使用したほうがよい．

があり，それらの部位に関連する上後腸骨棘，長後仙腸靱帯，仙結節靱帯，腸骨筋などに圧痛を伴う時には仙腸関節由来の痛みを疑う[1]．

C 合併症

- 「総論5．神経ブロックに伴う副作用・合併症」を参照
- 骨盤腔内穿刺
- 後仙骨孔への穿刺，仙骨神経への刺激

D ブロック手技

1 体位

腹臥位で行うことが多い．

2 画像描出の手順

●画像描出のコツ

プローブは体型により使い分ける．通常，コンベックスプローブ（2〜5 MHz）を使用することが多いが，到達地点までの深さが3 cm以内の場合はリニアプローブを使用する．仙腸関節ブロックは複数ヵ所に行うことが多く，ブロックをする部位により深さがかなり異なる．できるだけ同一のプローブで行えるように，消毒をする前のプレスキャン時に，刺入点，目標到達地点を決めておくだけでなく，その深さも確認し，プローブを選択しておくことが望ましい（図3）．

ブロック前に上後腸骨棘付近の圧痛がどこにあるか確認しておく．圧痛のある部位を針の到達予定部位としてもよいが，判断がむずかしい場合は，複数ヵ所に薬液を注入しながら痛みの部位を確認する．一般に第1仙骨（S1）後仙骨孔外側と第2仙骨（S2）外側付近の骨間仙腸靱帯に薬液を注入し，注入時の再現痛などをみることがある（図4）．

ⓐ 仙骨と腸骨の同定

ブロック時は，健側に立つ（図5）．仙腸関節の靱帯へのアプローチでは，針を内側から外側に向けているほうが，仙骨と腸骨の間を進めやすい．

プローブを水平断画面にし，中央に腰椎の棘突起が位置するようにする．その部位よりプローブを下方に移動すると，第5腰椎（L5）棘突起があった部位に仙骨正中仙骨稜が現れてくる．プローブを外側に進めると仙骨後面の外側に山のように隆起する上後腸骨棘が出現する．その部位で注意深く観察すると，上後腸骨棘と仙骨からなる間隙が確認できる．この間隙の延長線上に仙腸関節の関節があるわけであるが，超音波画像で骨に囲まれ，そのさらに深部にある関節裂隙の同定はできない．手前の間隙には骨間仙腸靱帯があり，そこに薬液を注入する（図6）．

次にプローブを下方に移動していくと，上後腸骨棘からなる山が徐々に低くなり，山が消失したところで陥凹する部分が出現する．これは仙骨と下後腸骨棘からなる部分である．陥凹部分の下後腸骨棘に近い部位に狭い間隙がみられれば，これが仙腸関節の関節裂隙となるが，実際には確認がむずかしい場合が多い[2]．

薬液を陥凹部分に注入してもここには骨間仙腸靱帯が存在するため，十分効果は期待できる（図7）．

3 ブロック針の操作

平行法で内側から外側に間隙に向けて針を進める．平

8. 仙腸関節ブロック　137

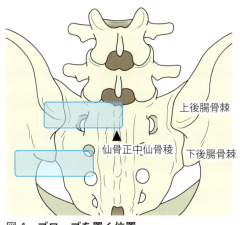

図4　プローブを置く位置
圧痛がある部位で行うことが多いが、しばしばS1, S2後仙骨孔外側で行われる.

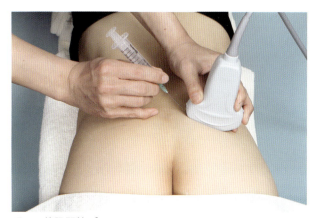

図5　仙腸関節ブロック
右側の仙腸関節痛に対してブロックを行っている. 健側に立ち, モニターは反対側に置く. 水平断像をみながら平行法で穿刺する.

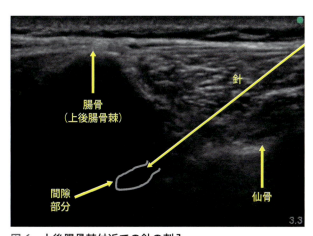

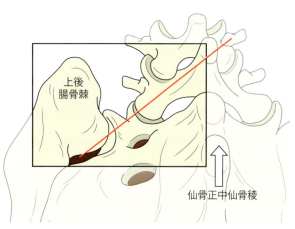

図6　上後腸骨棘付近での針の刺入
上後腸骨棘と仙骨の間の間隙に針を進める.

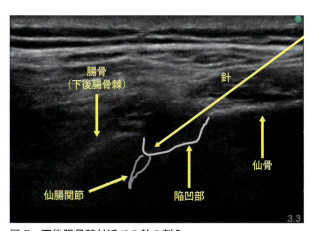

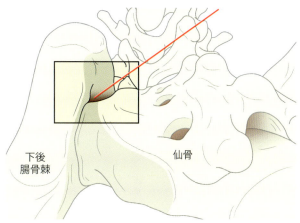

図7　下後腸骨棘付近での針の刺入
仙骨と下後腸骨棘で形成されている陥凹部分に針を進める.

行法で進める場合は刺入した針が画面のどのあたりから出現するかを予想し，そこから間隙内に到達するまでの角度を考えて針を進める．

4 局所麻酔薬の注入

間隙内に到達したところで1％メピバカインもしくは1％リドカインを1～2 mL 程度注入する．仙腸関節痛がある場合は薬液注入時に再現痛を認める．この部位は仙腸関節の間隙ではなく骨間仙骨靱帯の部位にあたり，注入時に抵抗感が強い．仙腸関節痛がある場合には，骨間仙腸靱帯よりも表面に近い後仙腸靱帯上に薬液を注入しても鎮痛効果が期待できる．

5 ブロック後の注意点

他に比べ比較的安全なブロック法である．ただし，後仙骨孔より局所麻酔が注入されると，仙骨領域の麻痺を生じる可能性がある．

●文献●

1) 村上栄一ほか：仙腸関節性腰殿部痛の基礎．脊椎脊髄 13：439-444, 2000
2) Pekkafahli MZ et al：Sacroiliac joint injections performed with sonographic guidance. J Ultrasound Med 22：553-559, 2003

各論Ⅳ．体幹領域

9. 経仙骨孔ブロック

A 解 剖（図1）

仙骨は寛骨，尾骨とともに骨盤を形成する．仙骨は5つの仙椎が癒合したものである．出生直後，仙椎の棘突起，関節突起，横突起は癒合し名称をかえ，それぞれ正中仙骨稜，中間仙骨稜，外側仙骨稜となる．1つの仙椎につき左右に1ヵ所ずつある椎間孔は，それぞれ前後方向に向きをかえ，前仙骨孔と後仙骨孔とに分かれる．仙骨神経由来の神経根のうち第1〜第4仙骨（S1〜S4）神経根は，仙骨内を走行し，仙骨孔で前枝と後枝に分かれて，それぞれ前仙骨孔と後仙骨孔を通って仙骨外に出る．第5仙骨（S5）神経根は仙骨下端の左右から仙骨外へ出る．仙骨外側の耳状面は腸骨の耳状面と強固な仙腸関節を形成している．

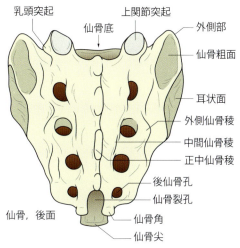

図1 仙骨後面の解剖
後仙骨孔の腹側の仙骨内部に仙骨神経根が存在し，前枝はより腹側の前仙骨孔へ，後枝は背側の後仙骨孔を通る．

B 適 応

- 仙腸関節痛およびその周囲の腰痛
- 下肢背面（仙骨神経領域）の神経根症状
- 帯状疱疹および帯状疱疹後神経痛
- 神経障害部位の高位診断

C 合併症

- 「総論5．神経ブロックに伴う副作用・合併症」を参照
- 腸管穿刺

D ブロック手技

1 体 位

腹臥位

2 画像描出の手順

5 MHz前後のコンベックスプローブを用いる．正中部長軸像で第5腰椎（L5）と仙骨上端を同定する．L5/S1間の硬膜外腔の尾側に続く音響陰影のあるなだらかな骨の連続が，仙骨後面正中部である（図2）．仙骨上端で短軸像とし，仙骨正中部上端の突起（S1棘突起）とブロック側の腸骨を超音波画像にとらえる．そこからわずかに尾側にプローブを移動させ，はじめに骨の連続が途切れる部位を第1後仙骨孔とする．この時，腸骨は外側仙骨稜よりも高く張り出している（図3）．プローブをさらに尾側へ動かし，第2仙骨孔，以下第3，第4仙骨孔まで確認し，対応する皮膚上にマーキングする．尾側にいくに従って腸骨は低くなり，外側仙骨稜とほぼ同程度の高さになる．第2〜第3仙骨孔のレベルで腸骨は観察できなくなる（図4）．第1〜第4の後仙骨孔は，外側から正中に向かってほぼ一直線となる（図5）．

3 ブロック針の操作

22〜23 G，50〜80 mmのブロック針を用いる．ブロックする神経根に相当する仙骨孔を描出する．プローブ中央から交差法で穿刺する．皮膚にほぼ垂直に穿刺し，は

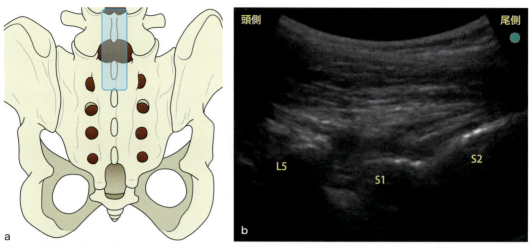

図2 仙骨孔の同定と描出
a：▭はプローブの位置を示す（以降同）．L5から仙骨上端にプローブをあてる．
b：L5棘突起からS1およびS2に相当する正中仙骨稜までの長軸像．

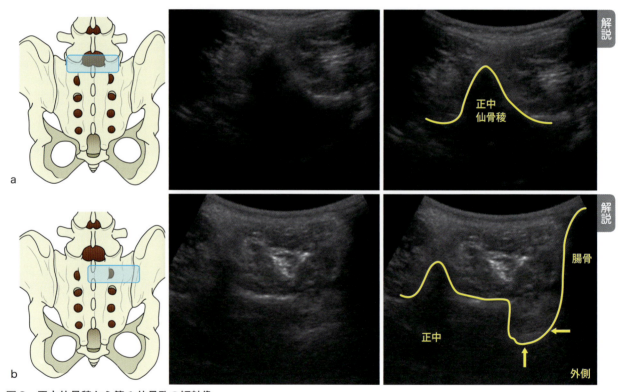

図3 正中仙骨稜から第1仙骨孔の短軸像
a：S1仙骨孔より頭側では，正中仙骨稜はより高く描出される．
b：プローブを外側，尾側へ動かす．S1仙骨孔レベルでは正中仙骨稜は低くなる．そのレベルで後仙骨孔から腹側に超音波ビームが到達するところがS1仙骨孔である．すぐ外側に腸骨稜が急峻に盛り上がる．

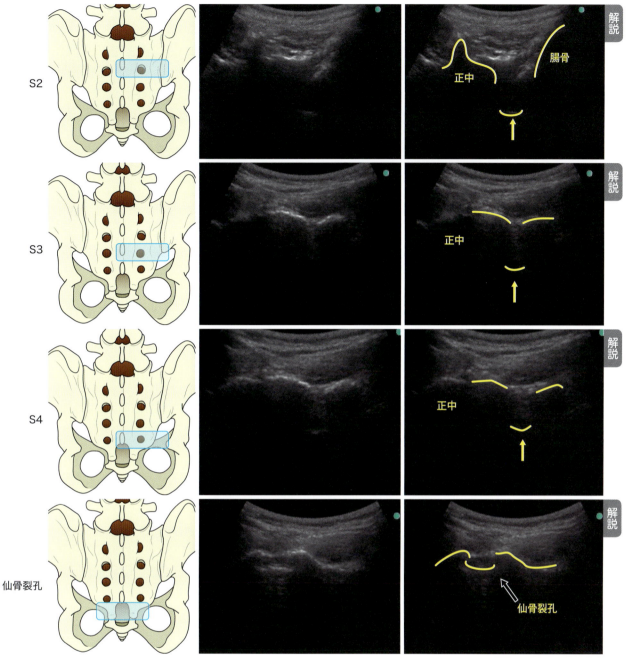

図4 S2〜S4仙骨孔と仙骨裂孔の短軸像
骨表面の音響陰影の中に，超音波ビームが腹側まで通るのが後仙骨孔（黄色矢印）である．S2仙骨孔までは外側に腸骨が観察される．S2レベルでは腸骨の盛り上がりは緩やかである．腸骨は尾側にいくに従い平坦になり，S2とS3の間のレベルでみえなくなる．後仙骨孔の位置はS1からS4にいくに従い正中に近づく．もっとも尾側では仙骨裂孔が観察される．

じめに仙骨孔周囲の骨にあたった深さから数cm進めたところで仙骨神経根へ到達し，放散痛を得ることが多い．神経刺激装置を併用すると，患部への放散痛や筋収縮を確認できる．

4 局所麻酔薬の注入

0.75％ロピバカインまたは2％リドカイン，2％メピバカインを1〜3mL注入する．症状に応じてデキサメサゾン1.65〜3.3mgなどステロイドを併用する．投与した薬液は，仙骨内で神経根に沿って広がるため，超音波画像で確認することはできない．

5 ブロック後の注意点

高位によっては局所麻酔薬の効果による下肢の脱力が起こる．局所麻酔薬に応じた安静時間が必要である（0.75％ロピバカインでは2〜3時間，2％リドカイン・メピバカインでは1.5〜2時間程度）．穿刺部位の血腫にも注意して観察する．

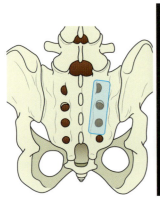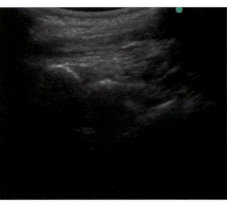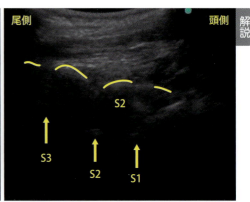

図5　S1〜S3仙骨孔の長軸像
S1からS4にいくに従い，後仙骨孔は正中に近づく．後仙骨孔をうまくとらえることができれば，長軸像での観察が可能である．骨表面の音響陰影の中に，超音波ビームが腹側まで通るのが後仙骨孔（矢印）である．

COLUMN

手技のコツ

　仙骨孔を後方からみると，内側に向かっている．プローブを内側に傾けると仙骨孔に針が進みやすい．針を進める際，仙骨孔周囲の骨にあたり進みにくいことがある．少しずつ針先をずらして進める．腹側まで深く穿刺することによる腸管穿刺を避けるために，超音波画像での仙骨後面までの距離，針が仙骨孔周囲の骨にあたった際の針の深さなどを参考に，深く穿刺しすぎないよう注意する．

●文献●
1) 坂井建雄ほか：プロメテウス解剖学アトラス全3巻，医学書院，東京，2007
2) 小松　徹ほか：超音波ガイド下区域麻酔法，克誠堂出版，東京，2007
3) 小松　徹ほか：超音波ガイド下脊柱管・傍脊椎ブロックと超音波画像，克誠堂出版，東京，2010

各論Ⅳ．体幹領域

10. 陰部神経ブロック

A 解剖

陰部神経を理解するうえで仙結節靱帯，仙棘靱帯および内陰部動静脈の解剖学的位置関係の理解が重要である．仙結節靱帯は坐骨結節から上方に扇形に放散し，三角形となり，腸骨，仙骨下縁および尾骨に付着している．その腹側にある仙棘靱帯は坐骨棘から起始し，仙結節靱帯の前に分布し仙骨下部や尾骨に付着する（図1）．この2つの靱帯に挟まれるかたちで陰部神経は走行する．第2～第4仙骨神経（S2～S4）から起始した陰部神経の外側には内腸骨動静脈から分枝した内陰部動静脈が伴走している．知覚神経，運動神経，自律神経が混合しており，陰部神経は直径3.5～7 mm といわれている[1]．その後，陰部神経はAlcock管を通過し，陰茎背神経，下直腸神経，会陰神経の3つに分枝する（図2）[2]．

B 適応

- 会陰部領域の痛み全般
- 外部後痛
- 癌の局所再発，陰部神経への浸潤による痛み
- 陰部神経絞扼症候群（pudendal nerve entrapment syndrome：PNES）

C 合併症

- 「総論5．神経ブロックに伴う副作用・合併症」を参照

D ブロック手技

1 体位

腹部に枕を入れた腹臥位または患側上の側臥位で行う．

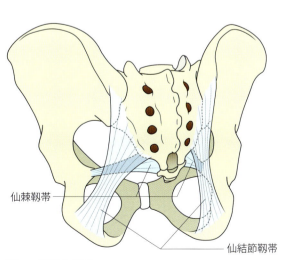

図1 骨盤と靱帯
仙骨と坐骨は仙棘靱帯と仙結節靱帯でつながっている．

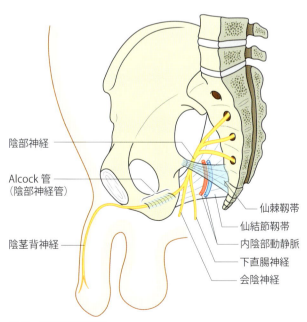

図2 陰部神経走行
陰部神経はS2～S4から起こり，仙結節靱帯と仙棘靱帯の間で内陰部動静脈の内側を走行している．

144 各論Ⅳ．体幹領域

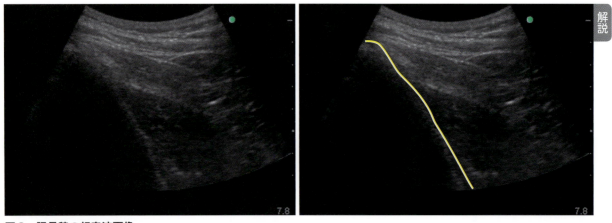

図3 腸骨稜の超音波画像

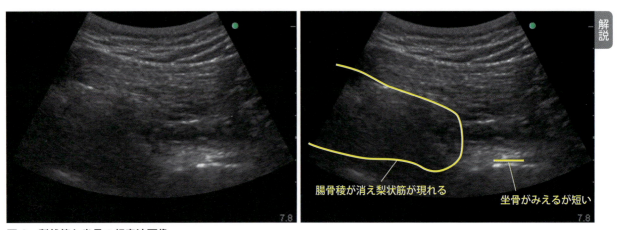

図4 梨状筋と坐骨の超音波画像
プローブを尾側に進めていくと腸骨稜が消え，梨状筋と坐骨がみえてくる．

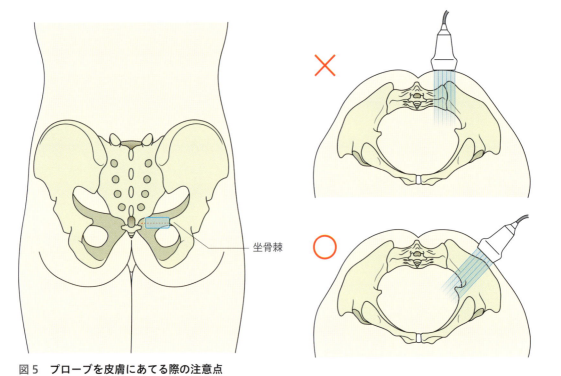

図5 プローブを皮膚にあてる際の注意点
　　　はプローブの位置を示す．
坐骨棘を描出するためにはコンベックスプローブを坐骨に垂直にあてる必要がある．

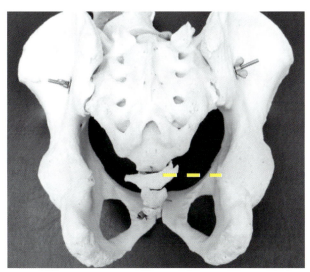

図6　骨盤正面
仙骨棘と仙尾関節は同じ高さにあるが正面からはわかりにくい．

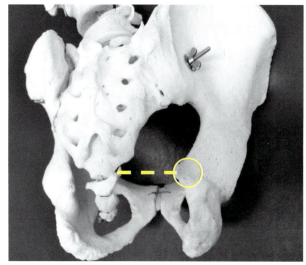

図7　骨盤斜位
坐骨に対し垂直方向からみると坐骨棘は明瞭となる．

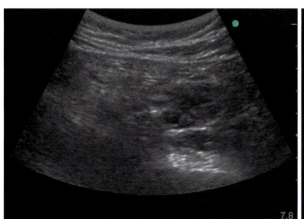

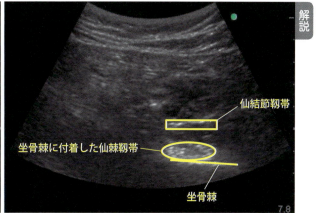

図8　坐骨棘，仙棘靱帯，仙結節靱帯の超音波画像
坐骨はプローブが尾側にいくに従って長くなる．もっとも長いところが坐骨棘である．ほぼ仙尾関節と同じ高さにある．

2 画像描出の手順

用いるプローブはコンベックス型でまず，患側の腸骨稜を描出する（図3）．その後，尾側に移動すると腸骨稜が消え，かわりに梨状筋が現れる（図4）．その後さらに尾側にプローブを移動させると坐骨が次第に伸びてくる．もっとも長くみえるところが坐骨棘である．その際，骨盤の形態を考え，坐骨に対し垂直になるようプローブをあてることが重要である（図5）．解剖学的に仙尾関節から尾骨レベルの外側に坐骨棘があることも参考にする（図6，7）．坐骨棘から仙尾関節に向かっているのが仙棘靱帯で，その背側（モニター画面では上方）を走行する高エコー域が仙結節靱帯であるが全領域は描出されない（図8）．さらに，仙棘靱帯と仙結節靱帯の間に陰部神経が走行しているが，直径5mm程度で視認が困難であることが多い．しかし，陰部神経の外側に内陰部動静脈が伴走しているため，カラードプラモードで脈管を探し（図9），その内側を到達点とする（図10）[3]．

3 ブロック針の操作

到達点を決定したら平行法で針を刺入する．内側からでも外側からでもよい．図10では外側から刺入している．23G，60mmカテラン針を用いる．針の先端を描出し続けることが重要である．

4 局所麻酔薬の注入

麻酔薬は坐骨神経への浸潤を考慮し，NTT東日本関東病院ペインクリニック科では0.5％メピバカインを用いている．注入量は5mL程度である．注入前に血液の逆流がないこと，また注入の抵抗とモニターでの針先端周

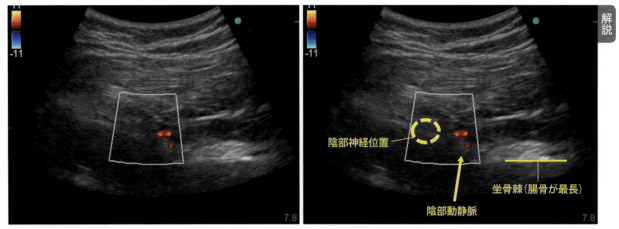

図 9 陰部神経の同定
カラードプラモードにかえ,陰部動静脈を描出する.その内側に陰部神経は存在する.

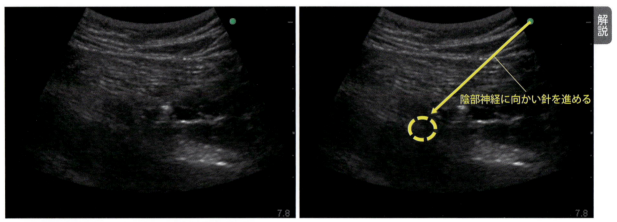

図 10 陰部神経ブロックの超音波画像(穿刺方向)
陰部神経に向かい 23 G,60 mm カテラン針を進める.血液の逆流がないことを確かめ,0.5%メピバカイン 5 mL を注入する.

囲の組織が注入に一致して広がること,声かけで患者の様子に変化がないか絶えず監視する.

5 ブロック後の注意点

通常 30 分の臥床安静とする.下肢筋力低下がある場合,坐骨神経ブロックになったと考え,坐骨神経領域の筋力の回復するまで安静とする.また,患者には必ず回復することを説明し,不安を減らす努力をする.

COLUMN

本項の手技は明らかな神経を視認して薬液注入となることはまれで,infiltration about a nerve(神経周囲浸潤法)と呼べるものであるが,効果は十分ある.X線を用いた方法と比較した文献では効果に違いは認められなかった[4].また,PNES には Nantes 診断基準という臨床所見がある.それによると必須条件は,①会陰部における痛み,②坐位で増悪する痛み,③夜間痛みで目覚めることはない,④知覚低下はない,⑤陰部神経ブロックで痛みが消失する,である.補足条件として,①焼けるような,発作的な,突き刺すような痛み,痺れ,②アロディニアを伴う,③肛門や膣に異物感がある,④排尿時痛,排便時痛がある,⑤仙骨棘を触ると圧痛がある,⑥男性と未経産女性に多い[5].PNES とは坐位で生じる陰部痛で,陰部神経の絞扼や骨盤の変化などの器質的原因や心因要素などの混合した複雑な病態である.

文献

1) 岡本道雄（監訳）：Scbotta 図説人体解剖学―第2巻体幹・内臓・下肢，第5版，医学書院，東京，p217, 2002
2) Kovacs P et al：New, simple, ultrasound-guided infiltration of the pudendal nerve：ultrasonographic technique. Dis Colon Rectum 44：1381-1385, 2001
3) Peng PW et al：Ultrasound-guided interventional procedure for patients with chronic pelvic pain-a description of techniques and review of literature. Pain Physician 11：215-224, 2008
4) Bellingham GA et al：Randomized controlled trial comparing pudendal nerve block under ultrasound and fluoroscopic guidance. Reg Anesth Pain Med 37：262-266, 2012
5) Khoder W et al：Pudedal neuralgia. Obstet Gynecol Clin North Am 41：443-452, 2014

各論 V

下肢領域

1. 股関節ブロック
2. 大腿神経ブロック
3. 外側大腿皮神経ブロック
4. 伏在神経ブロック
5. 閉鎖神経ブロック
6. 坐骨神経ブロック
7. 梨状筋ブロック
8. 膝関節内注入
9. 総腓骨神経ブロック
10. 脛骨神経ブロック
11. 後脛骨神経ブロック
12. 浅腓骨神経ブロック
13. 深腓骨神経ブロック
14. 腓腹神経ブロック

各論Ⅴ．下肢領域

1. 股関節ブロック

A 解剖（図1）

　大腿動脈は鼠径靱帯より約4cm尾側で大腿浅動脈と大腿深動脈に分岐し，さらに大腿深動脈は内側・外側大腿回旋動脈，貫通動脈に分岐する（**図1a**）．大腿骨前面を走行する外側大腿回旋動脈は上行枝，横走枝，下行枝に分岐し，さらに上行枝は関節包の内外に分岐し骨頭内，頸部，大転子に分布する．そして，大腿骨後面を走行する内側大腿回旋動脈と関節包付着部の高さで吻合し，動脈環を形成する（**図1b**）．大腰筋と腸骨筋の間を走行する大腿神経（**図1c**）の運動枝は，下前腸骨棘を起始とする大腿直筋（**図1d**）や上前腸骨棘を起始とする縫工筋（**図1e**）などの大腿前面の筋群を支配する．大腿神経の前皮枝は，縫工筋の腹側を乗り越えて大腿筋膜張筋を貫き，大腿前面から側方の知覚を支配する（**図1f**）[1]．

B 適応

- 変形性股関節症

C 合併症

- 「総論5．神経ブロックに伴う副作用・合併症」を参照

D ブロック手技

1 体位

　患者を仰臥位として術者はブロック側に立ち，超音波診断装置は反対に置く（**図2a**）．

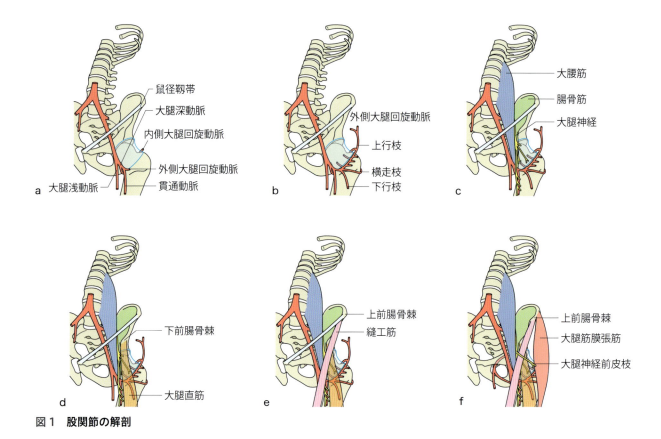

図1　股関節の解剖

1. 股関節ブロック　151

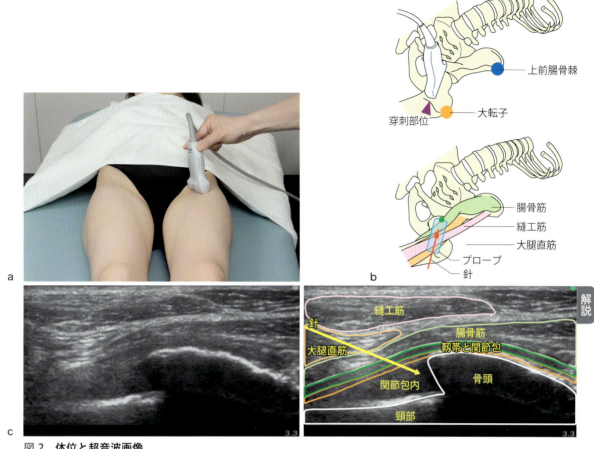

図2　体位と超音波画像
a：体位，b：解剖，c：超音波画像．

2　画像描出の手順

　画面の設定深度は3〜6 cmとし，使用するプローブは，浅い場合はリニア型，深い場合はコンベックス型を用いる．超音波画像だけで同定するのではなく，まず上前腸骨棘，縫工筋，大腿筋膜張筋，大転子を触診しマジックでマークした後，骨盤臼蓋と大腿骨の骨頭，頸部，大転子の位置関係をイメージする．

　上前腸骨棘から縫工筋の走行をプローブで追い，その背側にある骨の特徴から位置を同定する．縫工筋外側端を穿刺部位，関節包内の大腿骨骨頭と頸部の移行部を針先の目的部位とする（図2b, c）．

●画像描出のコツ

　①縫工筋の起始部である上前腸骨棘にプローブを置き，縫工筋を同定する（図3a）．

　②上前腸骨棘から脛骨粗面内側へ走行する縫工筋を尾側へ追う．その腹側に大腿直筋の起始部である下前腸骨棘を同定する（図3b）．

　③さらに縫工筋を尾側へ追う．その背側にある大腿骨骨頭を同定する（図3c）．

　④大腿骨骨頭を確認しながら，大腿骨頸部長軸と平行になるまでプローブを回転させる（図3d）．

　⑤縫工筋外側端を穿刺部位とし，関節包内の大腿骨骨頭と頸部の移行部までプローブの外側から平行法で針を進める．針先が関節包を越えると抵抗がなくなる（図3e）．

　⑥針先が関節包内にある場合は薬液注入時も抵抗なく注入できる（図3f）[2]．

3　ブロック針の操作

　5 mLシリンジ（局所麻酔薬），2 mLシリンジ（ヒアルロン酸），26 G短針（皮下注用），22 Gカテラン針（関節包内注入用），鉗子，清潔カバー，綿球（消毒薬）を清潔トレー内に用意する．

　プレスキャン時に大腿骨頸部長軸と平行にプローブを置き，縫工筋外側端の穿刺部位をマジックでマークする．マークした穿刺部位を中心にヒビテンアルコールで皮膚消毒した後，穿刺部位に局所麻酔薬で膨疹をつくり再度皮膚消毒する．術者が清潔カバーを広げ，ゼリーを塗ったプローブを助手に入れてもらう．

152　各論Ⅴ．下肢領域

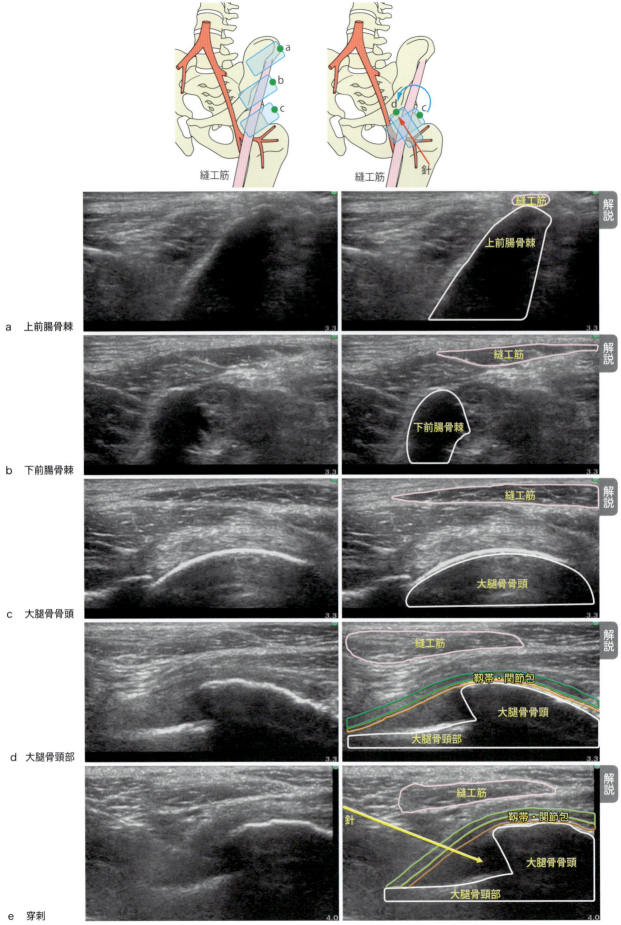

a　上前腸骨棘
b　下前腸骨棘
c　大腿骨骨頭
d　大腿骨頸部
e　穿刺

図3　画像描出の手順

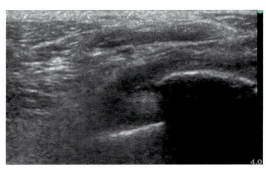
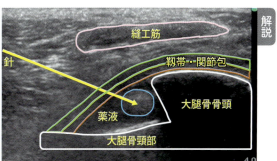

f 注入

図3 画像描出の手順（続き）

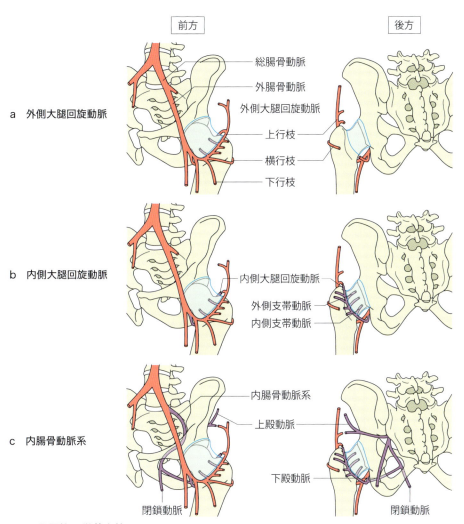

図4 股関節の栄養血管

　プローブ外側端から関節包内に向けて平行法で針を進める．針を倒しすぎると大腿深動脈から縫工筋へ分岐する血管を，また針を立てすぎると外側大腿回旋動脈上行枝を穿刺する可能性がある．目標どおりに針を進められても超音波画像に写らない外側大腿回旋動脈上行枝から関節包内外に分岐する血管を穿刺する可能性があるため，出血傾向がある患者には施行しない．

　針先が靱帯に到達すると抵抗感が強くなり，続けて針を進め関節包を貫くと抵抗感がなくなる．

4 局所麻酔薬の注入

　関節包内に液体が貯留している場合は，吸引後に薬液を注入する．関節包内に液体が貯留していない場合は，針先を骨膜にあてないように血液の逆流がないことを確

認した後に薬液を注入する．当院では0.5％メピバカイン4 mLとヒアルロン酸を注入しているが，股関節内へのヒアルロン酸注入に保険適用はない．また，ステロイドは感染と骨壊死の危険を避けるために使用していない．

5 ブロック後の注意点

注入後にも再度穿刺部位を消毒する．穿刺部位から出血がなくなるまで介助者に圧迫してもらう．

文献

1) 寺山和雄ほか：股関節の痛み，南江堂，東京，p3-22, 1998
2) Byrd JW：Ultrasound-guided hip injections：a comparative study with fluoroscopy-guided injections. Arthroscopy 30：42-46, 2014

COLUMN

大腿骨頸部の一部しかおおっていない後方股関節包に比べ，全面をおおっている前方股関節包は広い（**図4a**）．靱帯と関節包の大腿骨付着部の高さで，関節包前面は外側回旋動脈上行枝（**図4a**）と後面は内側回旋動脈（**図4b**）によって動脈環が形成され，関節包を貫く部位で損傷を受けやすい．大腿骨骨頭の2/3の領域が内側回旋動脈から栄養されており，後方股関節包のほうが血流が多い．内腸骨動脈系の上殿動脈は外側回旋動脈上行枝と，閉鎖動脈は内側回旋動脈と吻合しているため，単発の動脈損傷に対応している（**図4c**）．大腿骨頸部外側骨折（転子部）ではこれらの動脈は損傷されないが，内側骨折では動脈損傷により骨頭壊死が起こる．大腿骨頸部をおおう滑膜支帯の外層を走行する動脈は頸部と大転子に分布し，滑膜支帯の下に潜り込む動脈は骨頭内に分布する[1]．

これらの解剖学的検討から，股関節内穿刺は前方からのアプローチから頭骨と頸部の移行部を目標部位とした．

各論Ⅴ．下肢領域

2. 大腿神経ブロック

A 解剖[1,2]

　大腿神経は腰神経叢の最大，最長の神経であり，第2～第4腰神経（L2～L4）に由来する．腸腰筋，恥骨筋，縫工筋と大腿四頭筋の運動，および大腿前面，下肢中央部と足の後部の知覚を支配する．腸筋筋膜の下で大腰筋と腸骨筋に線維を送りながら，両筋間を走行し，鼠径靱帯の中点あたりで腸骨筋膜に包まれながら筋裂孔を介し，大腿動脈・大腿静脈の外側で大腿三角に入る．鼠径靱帯の約8cm下方で，前部と後部に分かれる．前部からは，前大腿皮枝と恥骨筋と縫工筋へ向かう筋枝が出る．後部からは，伏在神経，大腿四頭筋へ向かう筋枝と，股関節と膝関節への関節枝が出る．伏在神経は，はじめ大腿動脈・静脈とともに内転筋管内に入るが広筋内転筋膜を貫通して，膝内側に向かって縫工筋に沿って走行する．膝内側の皮膚を支配する膝蓋下枝を分枝後，大伏在静脈とともに下腿中央部と足にいたる（図1～3）．

B 適応

　大腿神経領域の外傷性神経障害性痛，膝関節・股関節手術時の鎮痛，術後痛，癌性疼痛など

C 合併症

- 「総論5．神経ブロックに伴う副作用・合併症」を参照

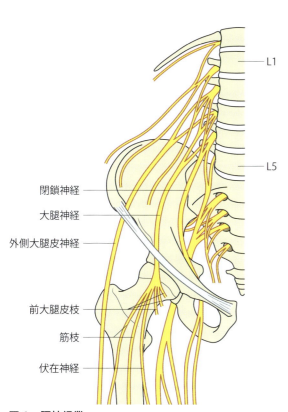

図1　腰神経叢

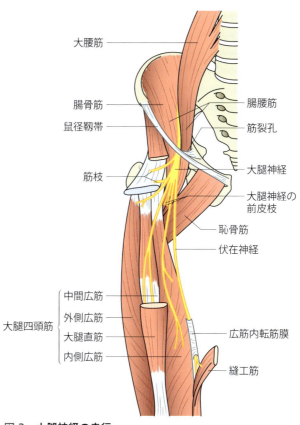

図2　大腿神経の走行

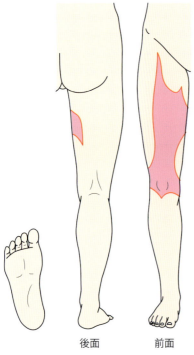

図3 大腿神経の皮膚支配領域

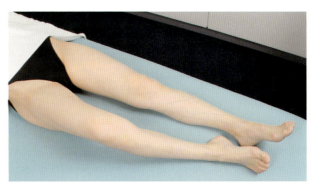

図4 体位

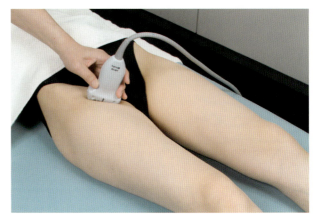

図5 プローブの位置

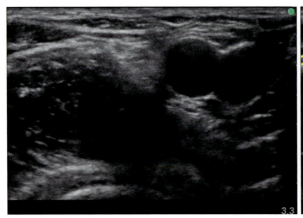
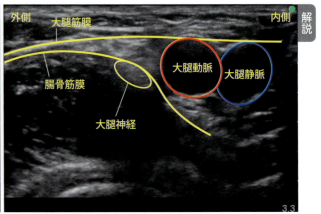

図6 大腿神経の超音波画像
大腿動静脈の外側に腸骨筋膜に隔てられた大腿神経が確認できる.

D ブロック手技[1,3]

1 体 位（図4）

仰臥位にて施行する．術者は患者の患側に立ち，超音波診断装置を患側（術者の対面）に配置する．

2 画像描出の手順

大腿神経は比較的体表に近いところを走行するため，高周波リニアプローブを使用する．プローブを鼠径靱帯より少し遠位，鼠径溝（股関節屈曲時に腹部と大腿前面との間に生じる皮膚のしわ）上にあてる（図5）．まず，拍動する大腿動脈を確認し，次いでその内側にプローブによる圧迫で容易に変形する大腿静脈を確認する．大腿動脈の外側に少し離れて大腿神経がみられることが多い．大腿神経は高エコー性の三角形もしくは楕円形にみえることが多い．高エコー性の内部に小さな低エコー性の斑点を認める場合もある．大腿動静脈，大腿神経はす

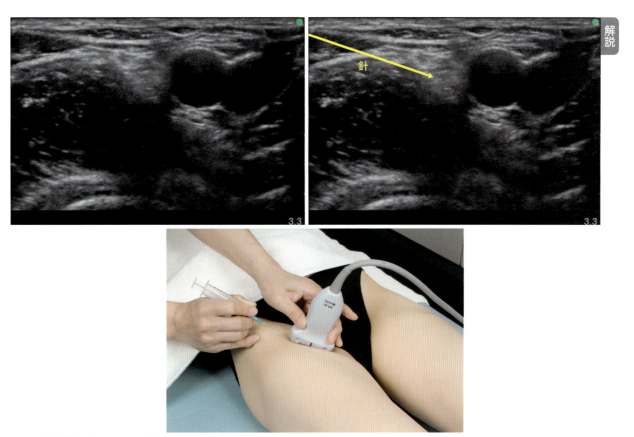

図7 大腿神経ブロックの穿刺超音波画像と穿刺イメージ
大腿神経より外側で大腿筋膜と腸骨筋膜を貫通し，大腿神経付近まで針先を進める．

べて大腿筋膜の下に位置する．また，大腿動静脈と大腿神経は腸骨筋膜で隔てられている．つまり，腸骨筋膜は外側では大腿筋膜の下，大腿神経の上に位置するが，内側では大腿筋膜と大腿動静脈の下に位置する（図6）．

3 ブロック針の操作

　高周波リニアプローブを用いる．まず，はじめにプレスキャンを行う．鼠径溝にプローブをあて大腿動静脈と大腿神経，大腿筋膜と腸骨筋膜を描出・同定し，深さとゲインを調整しておく．皮膚消毒後，穿刺針に局所麻酔薬を入れた注射器と延長チューブを接続しておく．プローブを消毒薬もしくは生理食塩水などで濡らし，再度大腿神経を描出する．この周囲は外側大腿回旋動脈などの血管が走行することがあるため，カラードプラで刺入経路の血管の有無を確認し，問題があれば刺入経路を変更する．外側より平行法で穿刺する．針先をしっかり描出しながら針を慎重に進め，まず大腿神経より外側で大腿筋膜と腸骨筋膜を貫通する．内側に針を進めて大腿神経に達したら，薬液を注入する（図7）．

4 局所麻酔薬の注入

　逆流テストにて血液が吸引できないことを確認した後，0.5％メピバカインもしくは0.5％リドカインを5〜10 mL程度注入する．
　神経内注入を防ぐため，注入時抵抗が高くないか，神経周囲に薬液が広がっているかを確認しながら少量ずつゆっくりと注入を行う．

5 ブロック後の注意点

　薬液注入後，局所麻酔薬中毒をきたしていないことを確認し，30分〜1時間程度ベッド上安静とする．安静解除時には下肢筋力低下の有無，血腫や異常感覚などをきたしていないことを確認し，必要に応じ安静時間の延長や診察を行う．血腫発生の有無，経時的変化の評価にも超音波診断装置による観察は有用である．

COLUMN

筆者は皮膚とプローブの間はゼリーを付けずに，かわりに消毒薬などでプローブを濡らすだけとしている．広い範囲のスキャンはすべりが悪いため少し施行しにくいが，穿刺の手技の中で一番重要な「プローブ（とそれを持つ術者の手）の固定」のためにはゼリーは使用しないほうがやりやすい．

●文献●

1) 原　かおる：第23章 大腿神経ブロック．周術期超音波ガイド下神経ブロック，佐倉伸一（編），真興交易医書出版部，東京，p343-359，2011
2) Boezaart AP（著），山下正夫ほか（訳）：腰神経叢ブロック前方到達法．末梢神経ブロックカラーアトラス，エルゼビアジャパン，東京，p139-160，2009
3) Hadzic A：Ultrasound-guided femoral nerve block. Hadzic's Peripheral Nerve Blocks and Anatomy for Ultrasound-Guided Regional Anesthesia, 2nd Ed, McGraw-Hill Education, New York, p397-404, 2012

各論Ⅴ．下肢領域

3. 外側大腿皮神経ブロック

A 解 剖[1]

外側大腿皮神経は第2，第3腰神経（L2，L3）に由来し，腰神経叢を形成した後，大腰筋の外縁から現れる．腸骨筋の表面（腸骨筋膜の下）を下方外側，上前腸骨棘に向かって走行し，上前腸骨棘の内側で鼠径靱帯の下，筋裂孔外側を通って大腿筋膜下を走り，大腿外側で縫工筋を横切りながら，上前腸骨棘から2～3cm下方で筋膜を貫通して筋膜上に現れ，大腿前面から外側面の皮膚を支配する（図1～3）．

縫工筋は上前腸骨棘から起こり，大腿を斜めに越えて内下方に向かい，半腱様筋，薄筋と一緒に鵞足を構成し，脛骨粗面の内側で下腿筋膜に終わる．

B 適 応

感覚異常性大腿神経痛（meralgia paraesthetica），外側大腿皮神経領域の外傷性神経障害性痛，術後痛，癌性疼痛など

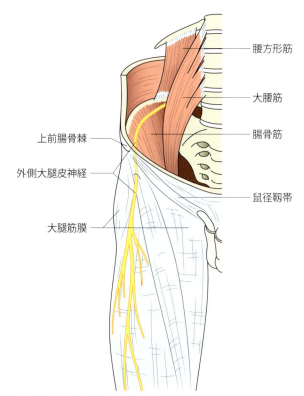

図1　外側大腿皮神経の走行

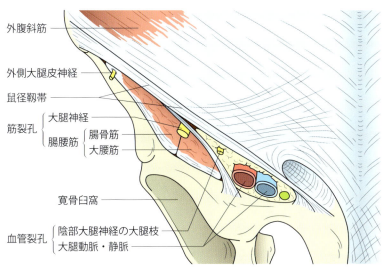

図2　鼠径部横断面

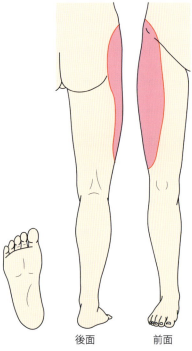

図3　外側大腿皮神経の皮膚支配領域

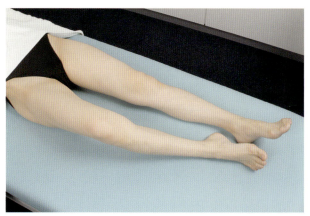

図4　体位

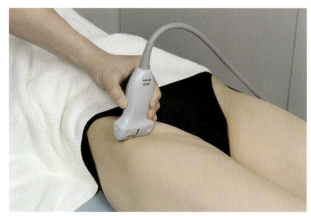

図5　プローブの位置（鼠径靱帯レベル）

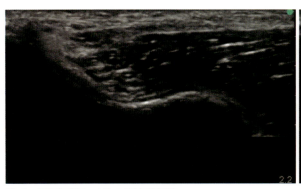
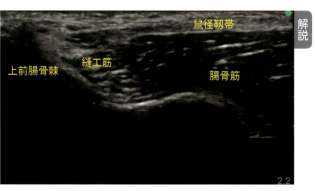

図6　鼠径靱帯レベルの超音波画像
上前腸骨棘とその内側の鼠径靱帯を描出する．

C　合併症

- 「総論5．神経ブロックに伴う副作用・合併症」を参照

D　ブロック手技

1　体　位（図4）

仰臥位にて施行する．術者は患者の患側に立ち，超音波診断装置を健側（術者の対面）に配置する．

2　画像描出の手順

外側大腿皮神経は比較的体表に近いところを走行するため，高周波リニアプローブを使用する．上前腸骨棘を触れ，そこから内側に鼠径靱帯に沿ってプローブをあてる（図5）．

通常は外側大腿皮神経は鼠径靱帯の下を走行し，縫工筋の前面を外側方向に乗り越える．そのため，上前腸骨

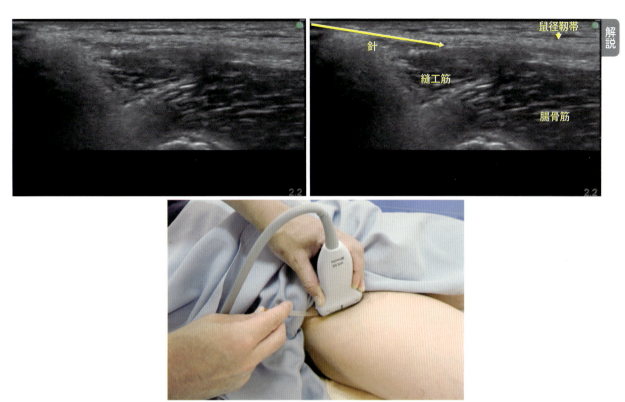

図7 鼠径靱帯レベルの穿刺超音波画像と穿刺イメージ
縫工筋の表面を外側に交差して走行する外側大腿皮神経を描出する．

棘から起こり末梢にいくに従って大きくなっていく縫工筋を確認しながらプローブを末梢方向に平行移動していく．縫工筋の前面を外側に向かって縫工筋の前面を横断していく神経が高エコー性もしくは蜂の巣状に確認できることが多い．

3 ブロック針の操作

神経が描出できればその部位でブロックを行うこともできるが，前述のようにすでに分岐した後の画像をみている可能性もあり，鼠径靱帯レベルでその直下，腸腰筋の上に薬液を広げる方法が無難である．高周波熱凝固による pulsed radiofrequency を施行する場合には神経を描出して，必要であれば神経刺激を併用して施行するとよい．

前述のごとく，術者は患者の患側に立ち，対面に超音波診断装置を配置する．薬液を入れたシリンジに延長管，25Gカテラン針を接続しておく．

a 鼠径靱帯レベル

高周波リニアプローブを用いてプレスキャンを行う．上前腸骨棘を触れ，その部位にプローブをあて内側に鼠径靱帯を描出し，深さとゲインを調整しておく（図6）．皮膚消毒後，再度鼠径靱帯を描出する．外側より平行法で穿刺する．針先をしっかり描出しながら慎重に鼠径靱帯下に穿刺針を進める（図7）．

b 神経描出法

鼠径靱帯を描出し，そこから末梢側にプローブを移動しながら縫工筋の表面を外側に交差して走行する外側大腿皮神経が確認できれば，その部位で直接神経周囲に薬液を注入することができる．深さとゲインを調整しておく．皮膚消毒後，再度外側大腿皮神経を描出する（図8）．外側より平行法で穿刺する．針先をしっかり描出しながら慎重に外側大腿皮神経周囲に穿刺針を進める（図9）．

4 局所麻酔薬の注入

逆流テストにて血液が吸引できないことを確認した後，0.5％メピバカインもしくは0.5％リドカインを5〜10mL程度注入する．薬液が適切な部位に広がることを確認しながら少量ずつ注入する．注入時抵抗が高かったり患者が強い注入時痛を訴える場合には，神経内注入の可能性があるため針先の位置を変更する．

5 ブロック後の注意点

局所麻酔薬中毒をきたしていないことを確認し，30分〜1時間程度ベッド上安静とする．安静解除時には下肢筋力低下の有無，血腫や異常感覚などをきたしていな

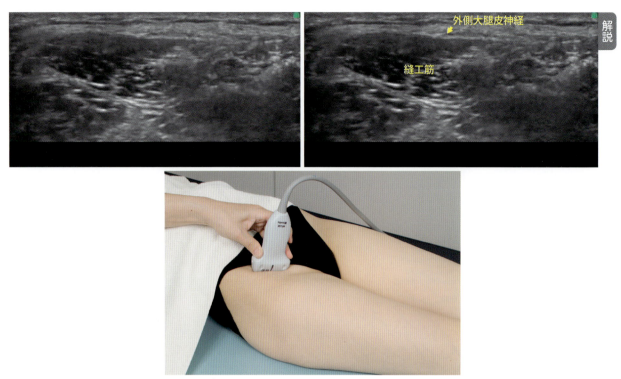

図8　神経描出法の超音波画像とプローブの位置

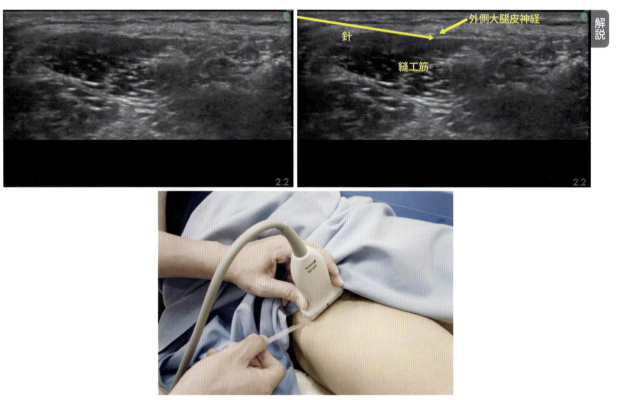

図9　神経描出法の穿刺超音波画像と穿刺イメージ

いことを確認し，必要に応じ安静時間の延長や診察を行う．血腫発生の評価にも超音波診断装置による観察は有用である．

COLUMN

外側大腿皮神経の走行はバリエーションが豊富[2〜4]であり，解剖学的検討でも上前腸骨棘周囲で確認できなかったもの（8.8%）や鼠径靱帯レベルですでに神経が分岐しているもの（17.4〜34.4%）もあり，また非常に細い神経であることから必ずしも超音波で描出できるわけではないことに留意する．つまり，「みえない」のではなくそこに存在しない，実際は走行しているがみえない，みえていてもすでに，より中枢で分岐していればその神経周囲に薬液を投与してもブロックが不完全になる，ということが起こりうるということである[2〜4]．

● 文献 ●

1) 原　かおるほか：第25章 外側大腿皮神経ブロック．周術期超音波ガイド下神経ブロック．佐倉伸一（編），真興交易医書出版部，東京，p371-380, 2011
2) Carai A et al：Anatomical variability of the lateral femoral cutaneous nerve：findings from a surgical series. Clin Anat **22**：365-370, 2009
3) Majkrzak A et al：Variability of the lateral femoral cutaneous nerve：an anatomic basis for planning safe surgical approaches. Clin Anat **23**：304-311, 2010
4) Kosiyatrakul A et al：The anatomical variation of the lateral femoral cutaneous nerve in relation to the anterior superior iliac spine and the iliac crest. Musculoskelet Surg **94**：17-20, 2010

4. 伏在神経ブロック

A 解剖

大腿神経は第2～第4腰神経（L2～L4）に由来し，大腿三角内で大腿への筋枝と皮枝を出し，後枝の一部が終末枝の伏在神経となる．大腿神経の最長の枝である伏在神経は，はじめ大腿動脈・静脈とともに内転筋管内に入るが広筋内転筋膜を貫通し，縫工筋の後面に沿って膝内側に向かって下行する．膝内側の皮膚を支配する膝蓋下枝を分枝後，伏在静脈に沿って脛骨の内側面を下行し下腿中央部と足にいたる（図1，2）．

B 適応

伏在神経領域の外傷性神経障害性痛，Hunter管症候群，術後痛，癌性疼痛など

C 合併症

- 「総論5．神経ブロックに伴う副作用・合併症」を参照

D ブロック手技

1 体位

仰臥位で施行する．プローブを大腿の内側にあてるため，両下肢を外転させスペースを確保し，患側の下肢をやや外旋しておく（図3）．術者は患者の患側に立ち，超音波診断装置を健側（術者の対面）に配置する．

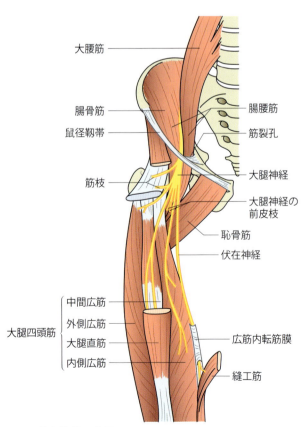

図1　伏在神経の走行

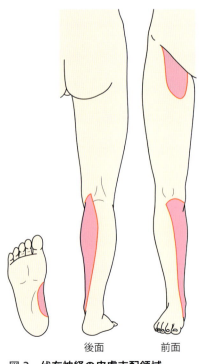

図2　伏在神経の皮膚支配領域

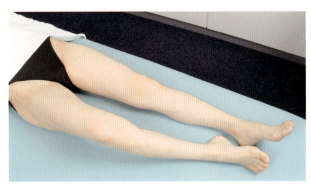

図3 体位

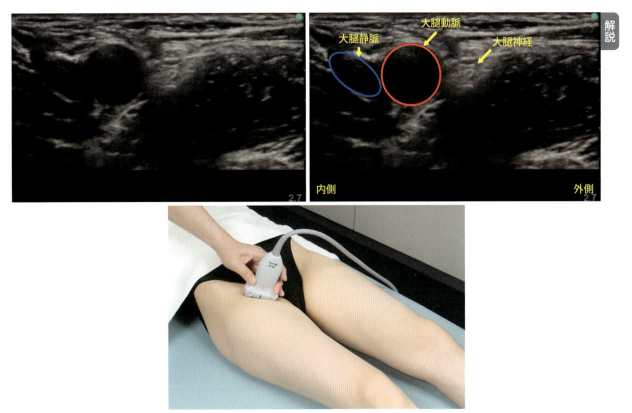

図4 鼠径溝での大腿神経

2 画像描出の手順

伏在神経は比較的体表に近いところを走行するため，高周波リニアプローブを使用する．まず，鼠径溝より遠位で大腿動脈の拍動を確認し，その外側に大腿神経を描出する（図4）．

大腿動脈を追いながら末梢側にプローブを平行移動させていくと縫工筋と内側広筋，そして大腿動脈に囲まれた位置に伏在神経を確認できる．大腿動脈を追うのが困難な場合には，縫工筋を中枢から末梢方向に追いかけていくと縫工筋の深層に走行する大腿動脈が確認できる．

さらに，末梢側にプローブを進めると伏在神経はそのまま大腿動脈に並走し，縫工筋と内側広筋の間を走行する（図5）．

3 ブロック針の操作

大腿神経から分枝した伏在神経が確認できる範囲内であればどこでもブロックできるが，中枢側でのブロックは大腿神経ブロックになる可能性があり，また逆に末梢側でのブロックは伏在神経の枝である膝蓋下枝をブロックできない可能性がある．ブロックの目的，疼痛部位に合わせてブロック位置を選択する．前述のごとく，術者は患者の患側に立ち，対面に超音波診断装置を配置する．まず，プレスキャンを行い，深さとゲインを調整しておく．皮膚消毒を行い，プローブにゼリーを付けて滅菌カバーを装着し，薬液を入れたシリンジに延長管，25

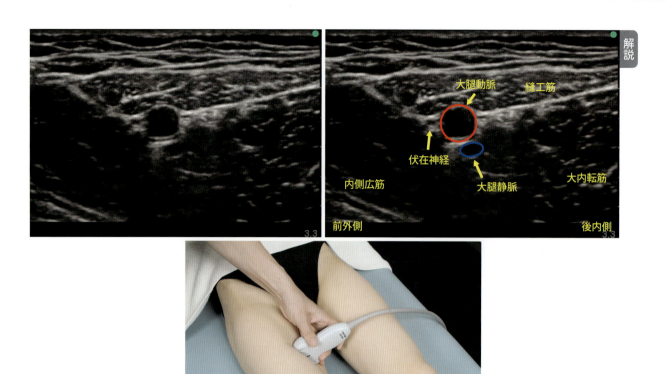

図5　伏在神経の同定

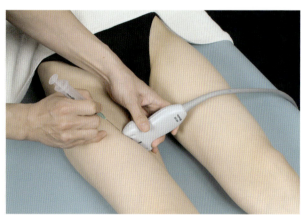

図6　穿刺イメージ

Gカテラン針を接続しておく．伏在神経を描出し，すぐ近くに動脈が走行しているため，刺入経路を検討する．プローブの腹側から平行法で針を刺入する．針先を描出しながら神経の周囲（可能であれば神経の背側に）に針先を進める（図6）．

4　局所麻酔薬の注入

逆流テストにて血液が吸引できないことを確認した後，0.5％メピバカインもしくは0.5％リドカインを5〜10 mL程度注入する．薬液が適切な部位に広がることを確認しながら少量ずつ注入する．特に血管穿刺，血管内注入に注意が必要である．

5　ブロック後の注意点

局所麻酔薬中毒をきたしていないことを確認し，30分〜1時間程度ベッド上安静とする．薬液が中枢側に流れると大腿神経をブロックする可能性がある．安静解除時には下肢筋力低下の有無，血腫や異常感覚などをきたしていないことを確認し，必要に応じ安静時間の延長や診察を行う．血腫発生の評価にも超音波診断装置による観察は有用である．

● 文献 ●

1) 佐倉伸一：第24章 伏在神経ブロック．周術期超音波ガイド下神経ブロック，佐倉伸一（編），真興交易医書出版部，東京，p360-370，2011
2) Hadzic A：Ultrasound-guided saphenous nerve block. Hadzic's Peripheral Nerve Blocks and Anatomy for Ultrasound-Guided Regional Anesthesia, 2nd Ed, McGraw-Hill Education, New York, p419-425, 2012

各論Ⅴ．下肢領域

5. 閉鎖神経ブロック

A 解剖

閉鎖神経は第2〜第4腰神経（L2〜L4）に由来し，腰神経叢を形成し大腰筋内を下行した後，大腰筋の後内側を小骨盤に向かって下行し閉鎖動脈・静脈とともに閉鎖管に入り外閉鎖筋に筋枝を出した後，骨盤外へ出る．直後に前枝と後枝に分かれる．前枝は，長内転筋と短内転筋の間を走行し，長内転筋，短内転筋，薄筋への筋枝を出す．その後，薄筋の前縁で感覚性の終末皮枝となり大腿筋膜を貫いて大腿内側の皮膚に分布する．後枝は外閉鎖筋を貫通し外閉鎖筋に分布，その後，短内転筋と大内転筋の間を走行し，大内転筋，時に短内転筋に分布する．膝関節背側に知覚枝を出す（図1，2）．

B 適応

閉鎖神経痛，閉鎖神経領域の外傷性神経障害性痛，術後痛，股関節痛，大腿の内転筋痙攣緩和，癌性疼痛など

C 合併症

- 「総論5．神経ブロックに伴う副作用・合併症」を参照

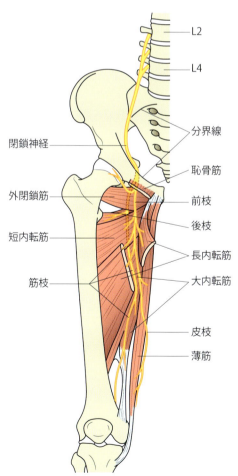

図1　閉鎖神経の走行

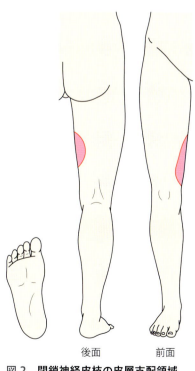

図2　閉鎖神経皮枝の皮層支配領域

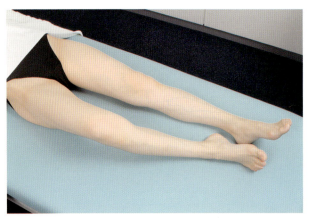

図3 体位

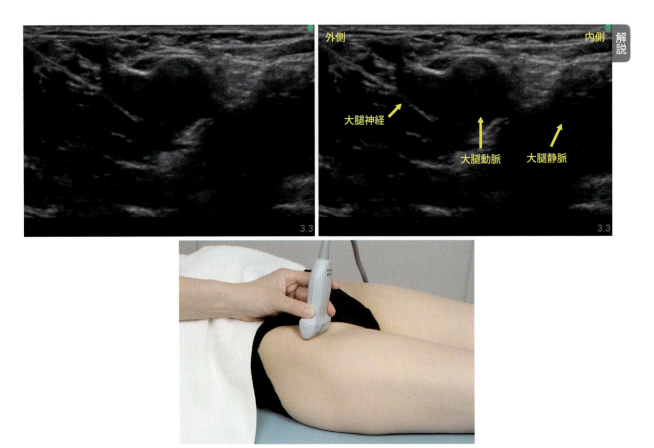

図4 鼠径溝での大腿動脈，大腿静脈の同定

D ブロック手技

1 体位

仰臥位で患肢をやや外転する（図3）．

2 画像描出の手順

ペインクリニックにおける閉鎖神経ブロックの意義は主に大腿内側の皮膚に分布する前枝の終末皮枝をブロックすることにある．前枝は比較的浅いところを走行するため主に高周波リニアプローブを使用するが，体格の大きな患者で後枝のブロックが必要な場合など，必要に応じてコンベックスプローブを選択する．まず，プローブを鼠径溝にあて，大腿動脈と大腿静脈を確認する（図4）．

そこから鼠径溝に沿って内側にプローブを平行移動させると，大腿静脈の内側に恥骨筋，さらに内側に浅層から順に長内転筋，短内転筋，大内転筋が確認できる（図5）．

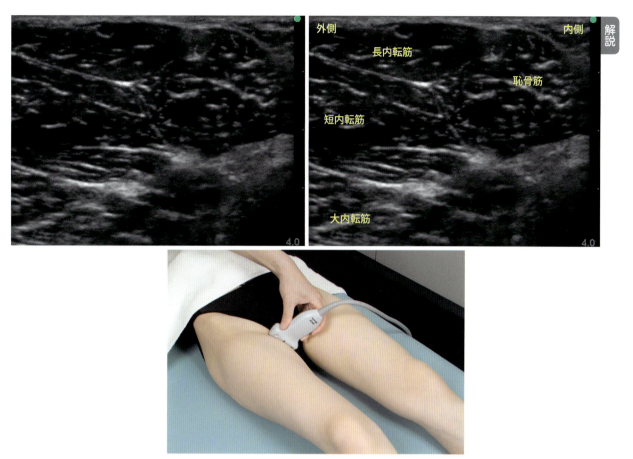

図5 図4より末梢側，内側の位置

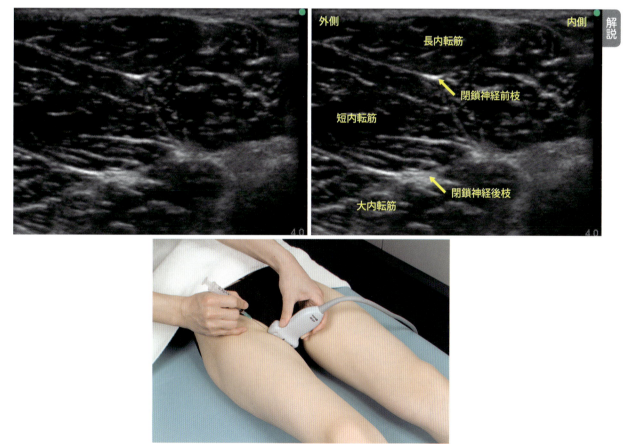

図6 閉鎖神経の超音波画像とプローブの位置（穿刺イメージ）

閉鎖神経前枝は長内転筋と短内転筋間に，後枝は短内転筋と大内転筋間に確認できる．プローブを頭側，尾側方向に動かして閉鎖神経を追うように描出すると確認しやすい（**図6**）．

3 ブロック針の操作

高周波リニアプローブもしくは必要であればコンベックスプローブを用いる．プレスキャンを行い，深さとゲインを調整しておく．皮膚消毒を行い，プローブにゼリーを付けて滅菌カバーを装着する．穿刺針に局所麻酔薬を入れた注射器と延長チューブを接続しておく．プローブを消毒薬もしくは生理食塩水などで濡らし，再度閉鎖神経を描出する．外側より平行法で穿刺するが，大腿動脈，大腿静脈，内側大腿回旋動脈などの血管を避ける必要がある．カラードプラで刺入経路の血管の有無を確認し，問題があれば刺入経路を変更する．針先をしっかり描出しながら，神経周囲もしくは筋層間に内側に慎重に針を進める．神経刺激装置を使用する場合には0.2～0.5 mA程度の範囲で内転筋の収縮を確認することができれば適切な位置である．

4 局所麻酔薬の注入

逆流テストにて血液が吸引できないことを確認した後，0.5％メピバカインもしくは0.5％リドカインを5～10 mL程度注入する．薬液が神経周囲，もしくは筋層間に広がることを確認する．筋層内に広がるようであれば針先の位置を調整する．

神経内注入を防ぐため，注入時抵抗が高くないか，患者が強く痛がらないかを確認しながら少量ずつゆっくりと注入を行う．

5 ブロック後の注意点

薬液注入後，局所麻酔薬中毒をきたしていないことを確認し，30分～1時間程度ベッド上安静とする．安静解除時には下肢筋力低下の有無，血腫や異常感覚などをきたしていないことを確認し，必要に応じ安静時間の延長や診察を行う．血腫発生の有無，経時的変化の評価にも超音波診断装置による観察は有用である．

● 文献 ●
1) 原　かおるほか：第26章 閉鎖神経ブロック．周術期超音波ガイド下神経ブロック，佐倉伸一（編），真興交易医書出版部，東京，p381-391，2011
2) 佐藤　裕：閉鎖神経ブロック．超音波ガイド下区域麻酔法，小松　徹ほか（編），克誠堂出版，東京，p104-110，2007
3) Hadzic A：Ultrasound-guided obturator nerve block. Hadzic's Peripheral Nerve Blocks and Anatomy for Ultrasound-Guided Regional Anesthesia, 2nd Ed, McGraw-Hill Education, New York, p411-418, 2012

各論Ⅴ．下肢領域

6. 坐骨神経ブロック

A 解　剖（図1）

坐骨神経は第4腰神経〜第3仙骨神経（L4〜S3）の前枝からなる．L4〜S3の神経は仙骨前面で仙骨神経叢を形成し，上・下殿神経や陰部神経，後大腿皮神経などを出しつつ，梨状筋の腹側を通り坐骨神経として大坐骨孔を出る．短外旋筋群（上双子筋，内閉鎖筋，下双子筋，大腿方形筋）と大殿筋の間を通って大腿へと走行する．大腿部では大腿二頭筋の長頭と短頭の間を走り，総腓骨神経と脛骨神経に分かれる．

B 適　応

坐骨神経領域（図2）の痛みを主とする疾患．具体的には以下のとおりである[1]．

- 根性坐骨神経痛（椎間板ヘルニア・腰部脊柱管狭窄症など）
- 帯状疱疹関連痛，帯状疱疹後神経痛
- 梨状筋症候群
- 複合性局所疼痛症候群（CRPS）
- 幻肢痛

など

C 合併症

- 「総論5．神経ブロックに伴う副作用・合併症」を参照
- 内臓損傷（傍仙骨・殿部アプローチでは腸管など骨盤内臓の損傷）

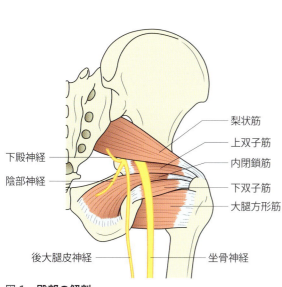

図1　殿部の解剖

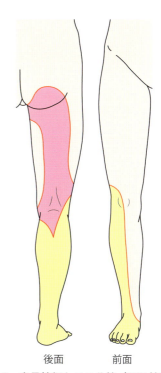

図2　坐骨神経とその分枝（脛骨神経・総腓骨神経）の皮膚支配領域（黄）
大腿後面は後大腿皮神経（赤），下腿内側は伏在神経の支配領域となっている．

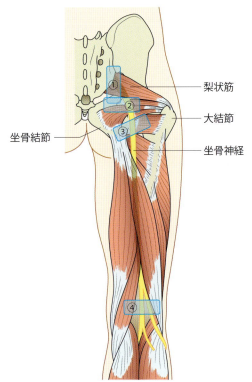

図3 代表的な坐骨神経ブロックとプローブの位置
①傍仙骨，②殿部，③殿下部，④膝窩．

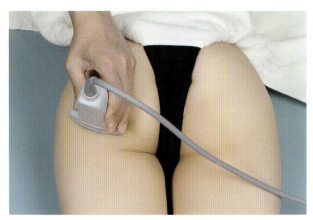

図4 体位
超音波診断装置と針の刺入方向，術者が一直線上になるようにする．

D ブロック手技（図3）

坐骨神経ブロックのアプローチ法としては，傍仙骨・殿下部・殿部・前方・膝窩部アプローチがある．殿部と殿下部を区別しないこともあるが，ここでは殿下部よりやや頭側のアプローチを殿部とする．

ペインクリニックの場合，特に外来の患者に行う場合には簡便かつ合併症の点からリスクが少ないことが望ましいので，殿部以下のアプローチを選択することが多い．大腿後面部の痛みを緩和する場合には，支配神経である後大腿皮神経が殿下部付近で大腿筋膜を貫いていくので，その前の傍仙骨もしくは殿部のアプローチを選択する．梨状筋症候群に坐骨神経ブロックを選択する場合は，殿部アプローチを行う．

頻用されている殿下部・殿部アプローチについて以下に述べる．

① 殿下部アプローチ

1 体位

患側を上にした側臥位，もしくは腹臥位とする．側臥位でする場合は体位が安定するように，体をやや前方に傾けて患肢を軽く曲げた体位（いわゆる Sims 位や回復体位）とする．腹臥位では，強い神経根症などで足をまっすぐに伸ばせない時には下腿の下に枕を入れて少し膝を曲げるなど，痛みが少なくなるようにする．プローブの安定性と筋の同定の行いやすさから，筆者は腹臥位で行うことが多い（図4）．

また，羞恥心を考慮して，肌の露出を最低限にするように工夫することが大事である．

2 画像描出の手順（図5〜8）

①超音波診断装置はコンベックスプローブを用いる．深さは6〜8cm前後とするが，体格で調整を行う．

②坐骨結節と大腿骨の大転子を確認して，そのほぼ中間にプローブを平行に置く．大殿筋と短外旋筋群の筋層間に坐骨神経は幅10〜20mm，厚さ5〜10mmの楕円形をした高エコーの陰影としてみえる．頭尾側にプローブを動かして，神経の走行を確認する（神経の長軸面を出して確認してもよい，図9）．

●画像描出のコツ

①坐骨結節と大腿骨の大転子を確認して，そのほぼ中間にプローブを平行に置く．坐骨結節と大転子の間に2層の筋肉が確認できる．皮膚側から大殿筋，短外旋筋群（通常は大腿方形筋）となっている．

②神経がわかりにくい場合は，腸骨翼から徐々に尾側

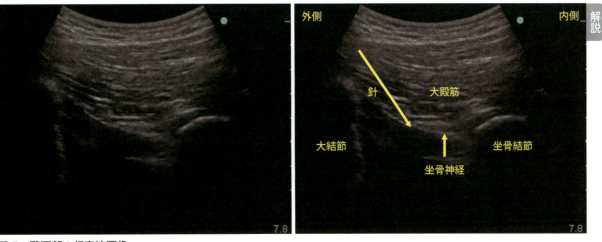

図5 殿下部の超音波画像

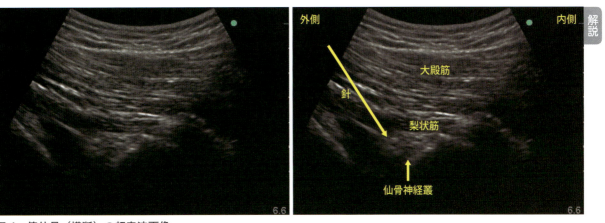

図6 傍仙骨（横断）の超音波画像
梨状筋下に仙骨神経叢がみえる．

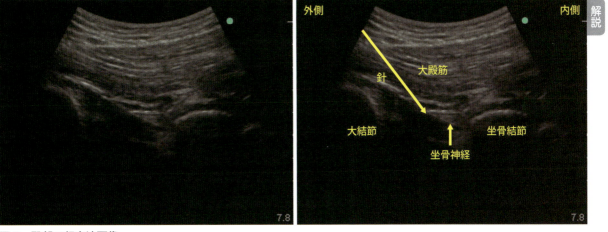

図7 殿部の超音波画像

へ動かして梨状筋から出てくるところから追っていくか，膝窩部から頭側に追っていく．

3 ブロック針の操作

基本的には外側から平行法で刺入する．コンベックスプローブを用いているため，針の先端を描出することがむずかしいことがある．また，殿部は丸くてすべりやすいので，プローブの位置が動いてしまうことあり，針先を出そうとしているうちに針とプローブの場所が大きくずれることがある．画像だけではなく，刺入している位置や針の入っている深さを手元で確認しながら慎重に針を進める．先端がわからなくなった時にはむやみに針を

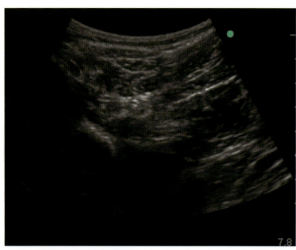

図8 膝窩部の超音波画像

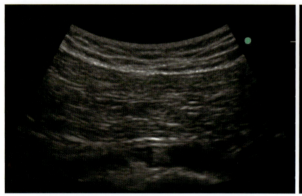
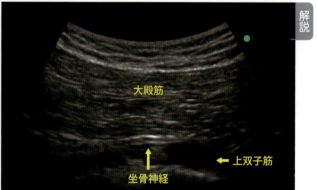

図9 坐骨神経長軸（殿部～殿下部）の超音波画像

進めず，生理食塩水を少量注入することで針先を確認する．針先は坐骨神経の外側下方（腹側）に位置すると薬液注入時に神経が持ち上がり，その後の注入が行いやすくなる．

4 局所麻酔薬の注入

術者はプローブと針の固定に専念して，薬液の注入は延長管を針に付けて助手にしてもらうことが理想である．ただし，注入感が術者にわからなくなるので，その点は注意が必要である．針に直接シリンジを付けて1人で行うこともできるが，注入で針先が動いて神経を傷つける可能性がある点は留意する．

局所麻酔の濃度は0.3～0.5％メピバカイン，リドカインを10 mL前後使用して神経周囲が局所麻酔薬でおおわれるドーナツサインを得ることが理想である．濃度・量は年齢・体格で適宜増減する．量が増えることが多いので，なるべく薄目にしたほうがよい[2]．血液の逆流がないことを確認した後，少量の薬液を注入して画像上の変化を観察する．超音波画像だけでは神経鞘内注入は判断できないため[3]，放散痛の有無・注入時の圧力も同時に確認する．問題がなければ必要量を注入していく．超音波ガイドでは血管内注入を完全に防げないため，異常がないことを確認しながらゆっくり注入する．

5 ブロック後の注意点

血圧低下はまれではあるが，血圧・脈拍の測定は安全のために必須である．坐骨神経ブロックの効果の発現はゆっくりであるので20～30分程度経ってから除痛の程度，感覚低下の範囲，運動麻痺について確認する．神経ブロック後の安静時間は1時間程度が基本である．下肢の神経ブロックでは筋力低下があると転倒の危険があるので，下肢筋力が十分改善するまでは安静時間を延長する．

② 殿部アプローチ （超音波画像は図7を参照）

殿部アプローチは殿下部アプローチから頭側にプローブを動かして梨状筋下孔から上双子筋の背面に出てくるところを目標とする方法である．描出と針の穿刺以外は殿下部アプローチと同じである（172頁，参照）．

1 画像描出の手順

殿下部から頭側に追っていく方法と腸骨翼から尾側にプローブを動かし，梨状筋とその下の仙骨神経叢を描出して追っていく方法の2とおりがある．この位置では下殿動静脈や陰部動静脈が坐骨神経の内側を走っているのでカラードプラや画面上に脈管がないかをよく観察する．

2 ブロック針の操作

殿下部アプローチと基本的には同じであるが，坐骨神経の内側に針を持っていくと動静脈の穿刺リスクが高くなる．坐骨神経の外側に針先を持っていき，薬液でできたスペースを利用していくと内側に針先を穿刺せずに済む．

E ブロックのポイント

- 殿部・殿下部では筋層間を同定すると坐骨神経がわかりやすくなる．
- 梨状筋と短外旋筋群は股関節を内外旋することで動くことが観察できる．
- 腹臥位で膝を曲げると股関節を内外旋しやすくなり，他動的に動かすことで筋の同定ができる．
- 殿部の坐骨神経は近くに動静脈など目印となるものが少なく，意外とわかりにくいことがある．そのため頭尾側方向にプローブを動かし，神経の走行を確認するとよい．
- 膝窩上アプローチの際に，足の底背屈で脛骨神経と総腓骨神経が逆に動くことで同定しやすくなる．

COLUMN

安全な神経ブロックのために「Do no harm」

超音波ガイドの登場で神経ブロックの安全性は飛躍的に高まったと感じている者は多いだろう．しかし，合併症の報告はゼロになっているわけではない．後期研修医を指導していると麻酔の時と同じ感覚で神経ブロックをしているところに出くわし，ひやっとすることがある．1回勝負の麻酔と異なり，継続性が必要なペインクリニックでは何度も同部位の注射をすることが多い（欧米に比べて日本の保険点数が低く，回数をしやすいという面もあるが）．そのため，効果とリスクをよく考えて，神経ブロックの方法，局所麻酔薬の種類，濃度，量を選択する必要がある．坐骨神経領域に限っていえば，傍仙骨アプローチは仙骨神経叢をブロックするメリットはあるものの，通常の神経根症などではその意義はあまり高くない．

一方で，血管損傷や内臓損傷のリスクは他のアプローチよりも高くなる．この2つの合併症は1時間程度の安静時間では症状が出現せず，帰宅後に判明する可能性が高い．傍仙骨アプローチは慣れていないうちは入院などで長めの観察ができる者に行うべきだろう．局所麻酔薬の選択も最初のうちはなるべく濃度が薄いリドカインやメピバカインを注入して，効果をみながら濃度を上げるほうがよい．下肢は筋力低下が起きれば帰宅できないこととなり，入院中でもリハビリテーションに支障をきたす場合もある．動けない状態が長くなれば深部静脈血栓症のリスクも上がる．効果がないことは次回の診察で取り返すことは可能であるが，重篤な合併症が起きた場合に信頼を取り戻すことはむずかしい．

文献

1) 世良田和幸：坐骨神経ブロック．ペインクリニック 32：S373-S377, 2011
2) Choquet O et al：Subparaneural versus circumferential extraneural injection at the bifurcation level in ultrasound-guided popliteal sciatic nerve blocks：a prospective, randomized, double-blind study. Reg Anesth Pain Med 39：306-311, 2014
3) Krediet AC at al：Intraneural or extraneural：diagnostic accuracy of ultrasound assessment for localizing low-volume injection. Reg Anesth Pain Med 39：409-413, 2014

7. 梨状筋ブロック

A 解剖（図1）

仙骨の腹側にある仙骨神経叢［第4腰神経〜第2仙骨神経（L4〜S2）］は大坐骨孔より仙骨の背側へ向かい，上殿神経，下殿神経，坐骨神経，後大腿皮神経に分岐する（図1a）．仙骨神経叢からの直接の枝が股関節を外旋させる梨状筋，上・下双子筋，内閉鎖筋，大腿方形筋を支配し，梨状筋は仙骨腹側と大転子を結び，大坐骨孔との間を梨状筋上孔，上双子筋との間を梨状筋下孔という（図1b）．梨状筋上孔から出る上殿神経は股関節を外転させる小殿筋，中殿筋，大腿筋膜張筋を支配する（図1c）．梨状筋下孔から出る坐骨神経は股関節を伸展させる大腿二頭筋などの大腿後面の筋群を支配する（図1d）．後大腿皮神経は会陰，殿部，大腿後面の皮膚の知覚を支配し（図1e），下殿神経は大殿筋を支配する（図1f）．

B 適応

- 梨状筋症候群

C 合併症

- 「総論5．神経ブロックに伴う副作用・合併症」を参照

D ブロック手技

1 体位

患者を腹臥位として術者はブロック側に立ち，超音波診断装置は反対に置く（図2a）．

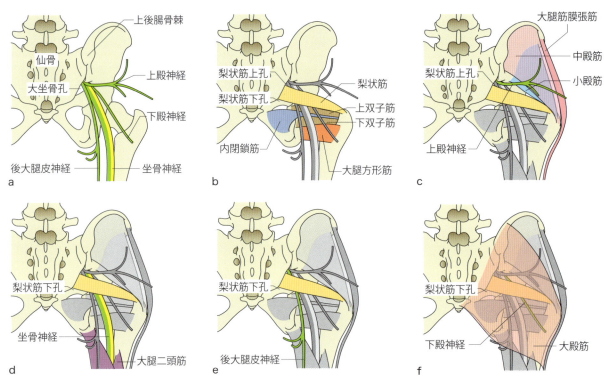

図1 殿部の解剖

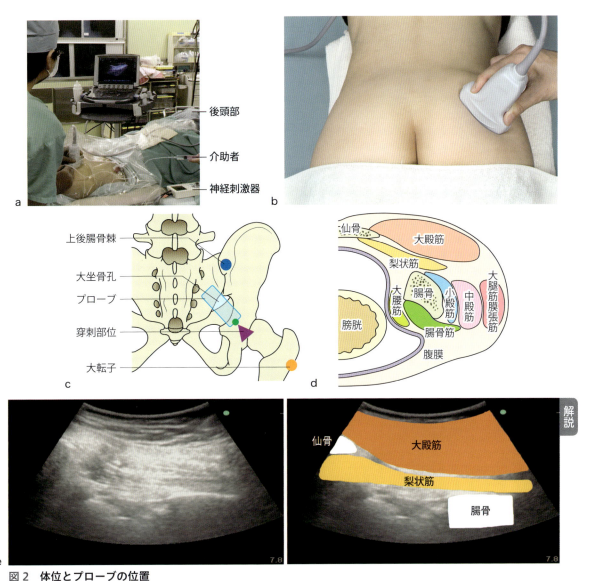

図2 体位とプローブの位置
a：ブロック中の風景，b：プローブの位置，c：骨ランドマーク，d：大坐骨孔レベル横断面，e：超音波画像．

2 画像描出の手順

プローブをあてる前に，まず触診によって上後腸骨棘，大坐骨孔，大転子をマジックでマークする．画面の設定深度は4～9 cmとし，使用するプローブは浅い場合はリニア型，深い場合はコンベックス型を用いる．上後腸骨棘の尾側にある大坐骨孔と大転子を結ぶ線上にプローブを置き（図2b～d），大殿筋の腹側にある梨状筋を針先の目的部位とする（図2e）[1]．

●画像描出のコツ

①プローブの頭側端を上後腸骨棘にあて，体幹と平行に置く（図3a）．

②そのまま尾側へ移動させてプローブの尾側端が大坐骨孔に到達すると，超音波ビームの骨への反射がなくなる．さらに，頭側端が大坐骨孔に到達するまで尾側へ移動する（図3b）．

③プローブの頭側端を仙骨にあてながら，ここを中心に尾側端が大転子へ向くまで回転させると，仙骨の腹側に潜り込む梨状筋が大殿筋の腹側に認められる（図3c）．

④腹臥位で膝関節屈曲の状態で，股関節を内外旋させると大殿筋とは別に動く梨状筋が確認できる．さらに，股関節を内旋させながら屈曲を加えると梨状筋が伸展されるため，梨状筋に絞扼された仙骨神経叢領域の再現痛が認められることがある（図3d）．

⑤プローブの尾側端から大殿筋の腹側にある梨状筋まで，平行法で針を進める（図3e）．

⑥コンベックス型を使用する場合は針先が画像に写りにくいため，穿刺時の周囲の動きによって針先の位置を把握する．

⑦薬液注入により梨状筋が膨らむ（図3f）．股関節の内外旋により梨状筋内に注入されているかを確認する．

各論 V. 下肢領域

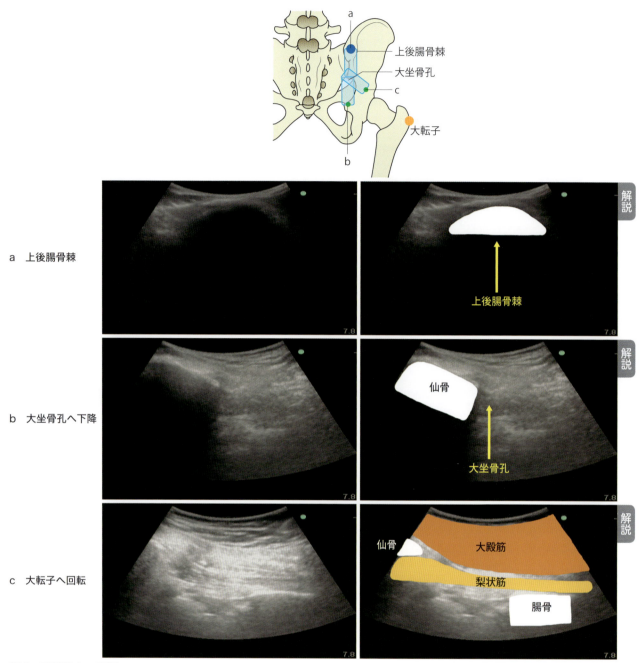

図3 画像描出の手順

3 ブロック針の操作

10 mL シリンジ（局所麻酔薬＋ステロイド），26 G 短針（皮下注用），22 G，60 mm カテラン針，清潔カバー，綿球（消毒薬）を清潔トレー内に用意する．プレスキャン時に上後腸骨棘の尾側にある大坐骨孔と大転子を結ぶ線上に置いたプローブの尾側端を穿刺部位としてマジックでマークする．マークした穿刺部位を中心にヒビテンアルコールで皮膚消毒した後，穿刺部位に局所麻酔薬で膨疹をつくり再度皮膚消毒する．術者が清潔カバーを広げ，助手にゼリーとプローブを入れてもらう．プローブ尾側端から梨状筋内に向けて平行法で針を進める．

4 局所麻酔薬の注入

0.5％メピバカイン 6〜8 mL を注入する．感染傾向がない場合は，ステロイド 4 mg を追加する．

5 ブロック後の注意点

梨状筋内への薬液注入の目的は，梨状筋の筋緊張を低下させ絞扼されている仙骨神経叢領域の痛みを取り除くことである[2]．総腓骨神経が梨状筋を貫通する場合は総腓骨神経ブロックとなるため，足関節が背屈ができなく

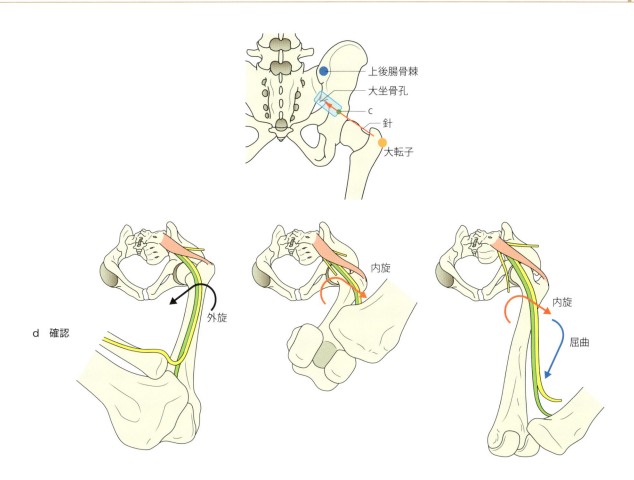
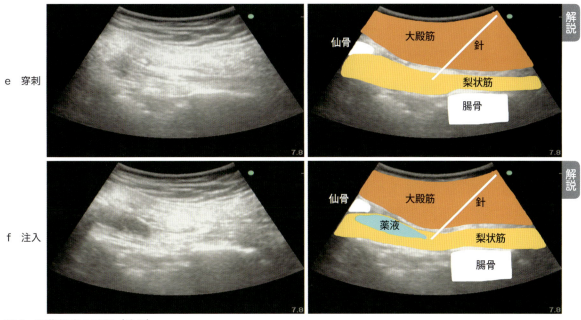

図3 画像描出の手順（続き）

なり，爪先をひっかけて転倒する可能性がある．解剖学的変異がない場合でも針先が梨状筋の腹側に到達すると仙骨神経叢ブロックとなりうる．また，正常では下殿動脈は梨状筋の腹側を走行するが梨状筋内を走行する場合もあるため，出血傾向のある症例には施行しない．

表1 仙骨神経叢各枝にみられる梨状筋貫通の多様性

分類			貫通枝					出現率	
貫通数	型	亜型	上殿神経	下殿神経	後大腿皮神経	総腓骨神経	脛骨神経	II型と共存	514側中
0	I	0	×	×	×	×	×	22	309 (60.1%)
1	II	0	○一部	×	×	×	×	×	他と共存
	III	0	×	○一部	×	×	×	1	11 (2.1%)
2	IV	2	×	○さまざま	○一部	×	×	—	8 (1.5%)
	V	4	×	○さまざま	×	○さまざま	×	7	55 (10.7%)
	VI	0	×	○全部	○一部	○全部	×	—	3 (0.6%)
3	VII	4	×	○さまざま	○一部	○全部	×	4	85 (16.5%)
	VIII	2	×	○さまざま	○一部	○一部	×	2	19 (3.7%)
	IX	3	×	○さまざま	○一部	○2本	×	—	7 (1.4%)
4	X	4	○さまざま	○さまざま	○さまざま	○一部	1	4 (0.8%)
	XI	4	○一部	○さまざま	×	○さまざま	×	—	1 (0.2%)
梨状筋上孔を通過	XII	6	×	○さまざま	○一部	○さまざま	×	3	8 (1.5%)
	XIII	0	×	○一部	×	○一部	×	—	1 (0.2%)

［文献2より］

表2 V型とVII型の亜型

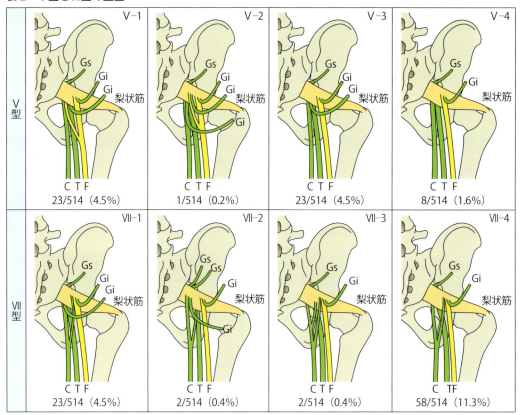

上殿神経：superior gluteal nerve（Gs），下殿神経：inferior fluteal nerve（Gi），後大腿皮神経：posterior femoral cutaneous nerve（C），脛骨神経：tibial nerve（T），総腓骨神経：common fibular nerve（F）．

COLUMN

千葉ら[2]は成人257体514側の仙骨神経叢各枝を調査し，梨状筋を貫通する神経が0本（Ⅰ型：正常），1本（Ⅱ，Ⅲ型），2本（Ⅳ，Ⅴ型），3本（Ⅵ〜Ⅸ型），4本（Ⅹ型），さらに，梨状筋上孔を通過するタイプ（Ⅺ〜ⅩⅢ型）に分類した（13型33亜型，表1）．従来の報告では総腓骨神経だけが注目されていたため梨状筋を貫通しない例は約90％であったが，千葉らの報告では60.1％であった．出現率が高いのは総腓骨神経と下殿神経の一部または全成分が貫通するⅤ型（10.3％）と，総腓骨神経の全成分と下殿神経と後大腿皮神経が貫通するⅦ型（16.5％）であった（表2）．また，梨状筋貫通の優先序列は下殿神経，総腓骨神経，後大腿皮神経の背側根，脛骨神経の一部，後大腿皮神経の腹側根であったため，梨状筋内注入によってこれらの神経ブロックが起こる可能性がある．

文献

1) 新堀博展：難治性の腰下肢痛に対する超音波ガイド下ブロック．ペインクリニック 31：621-631, 2010
2) 千葉正司：仙骨神経叢各枝にみられる梨状筋貫通の多様性について．解剖誌 67：691-724, 1992

各論Ⅴ．下肢領域

8. 膝関節内注入

A 解剖（図1）

　大腿骨と脛骨からなる関節面を包む膝関節包は，大腿骨腹側，頭側へ膝蓋上囊が伸びる．膝蓋上囊と大腿骨の間に大腿骨前脂肪体がある（**図1a**）．膝蓋上囊の頭側に膝蓋上滑液包を介して膝関節筋が付着する．膝蓋骨の頭側には膝蓋上脂肪体，尾側には膝蓋下脂肪体がある．膝蓋上囊は膝蓋上脂肪体と大腿骨前脂肪体に挟まれている（**図1b**）．膝関節筋は大腿直筋と融合するため，大腿四頭筋収縮による膝関節伸展により膝蓋上囊は頭側へ引き出される（**図1c**）．

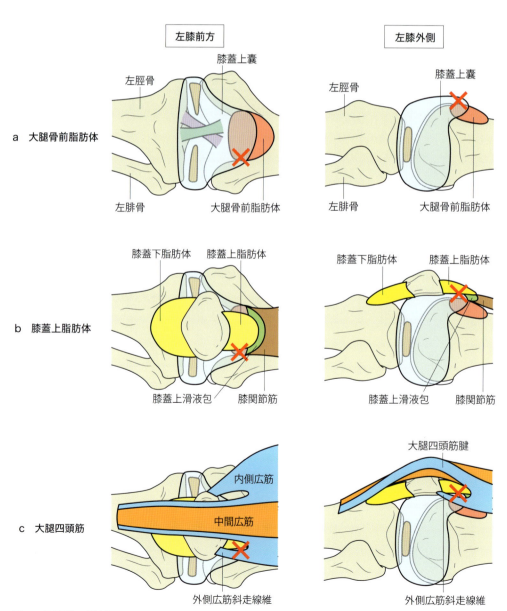

図1　膝関節の解剖

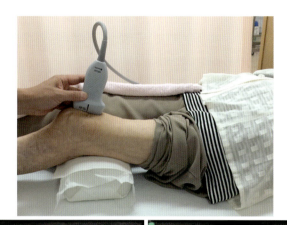

a 体位

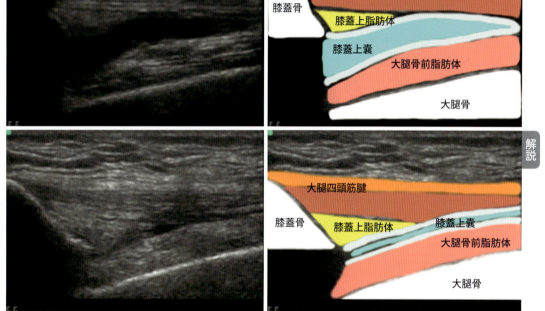

b 液体貯留あり

c 液体貯留なし

図2 体位と超音波画像

B 適応

膝関節水腫（変形性膝関節症，関節リウマチ，関節内遊離体，偽痛風，痛風，半月板損傷，十字靱帯損傷，色素性絨毛結節性滑膜炎），変形性膝関節症

C 合併症

- 「総論 5．神経ブロックに伴う副作用・合併症」を参照

D ブロック手技

1 体位

患側の膝窩に角枕を置き，膝関節を伸展させて仰臥位とする（図2a）．

2 画像描出の手順

リニアプローブを用いて，画面の設定深度は3～5 cmとする．

まず，関節液貯留の有無を確認するために大腿骨長軸と平行にプローブを置き，一端を膝蓋骨頭側に置く（図2a）．膝蓋上脂肪体と大腿骨前脂肪体に挟まれている膝蓋上嚢に液体が貯留している場合は低エコー像が三角形に（図2b），貯留していない場合は線状にみえる（図2c）．

●画像描出のコツ

ⓐ 液体貯留がある場合――平行法

①プローブを左手第2指と第3指で挟んで親指を自由に動かせるようにし，膝蓋骨頭側で大腿四頭筋線維と直

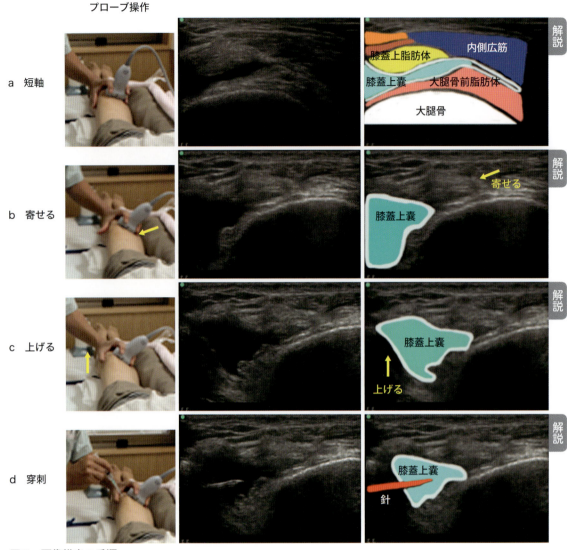

図3 画像描出の手順

交するように置く（図3a）．

②左手第3指に力を入れてプローブを内側から外側に押し，関節包内の液体を外側に集める（図3b）．

③外側に集めた液体を左手親指で背側から腹側に押し，外側，腹側に集める（図3c）．

④超音波ガイド下に平行法で針を進める（図3d）．大抵の症例で深さ1cm以内で針先が関節包内に届く．

⑤針先が脂肪体内に入らないように関節包内の液体を吸引する（図3e）．

⑥清潔な鉗子を用いて吸引用シリンジと局所麻酔薬とヒアルロン酸のシリンジを取り替え，関節包内に注入する（図3f）．

⑦関節包内注入の成否を確認するためにプローブを大腿四頭筋線維と平行に置き，膝蓋骨を鷲掴みする．関節包内に薬液が正確に入っていると膝蓋上囊は膨らむ（図3g）．

⑧手を離すと膝蓋上囊内の薬液が膝蓋骨の背側に入り込むことを確認できる（図3h）．

b 液体が貯留がない場合——交差法

①プローブを大腿四頭筋線維と平行に置く（図4a）．

②局所麻酔薬の2mLシリンジを抵抗消失法で進める．大腿四頭筋腱と外側広筋斜走線維の間の筋膜を針先が進み，膝蓋上囊内に針先が入ると抵抗がなくなる（図4b）．

③局所麻酔薬2mLが膝蓋上囊を広げる（図4c）．

④清潔な鉗子を用いてヒアルロン酸のシリンジと取り替え，膝蓋上囊を広げる（図4d）．

⑤膝蓋骨を鷲掴みし，膝関節内注入の成否を確認する（図3g, h）．

3 ブロック針の操作

膝蓋上囊アプローチによる穿刺部位は，平行法でも交差法でも大腿四頭筋腱と外側広筋斜走線維の間とし，マ

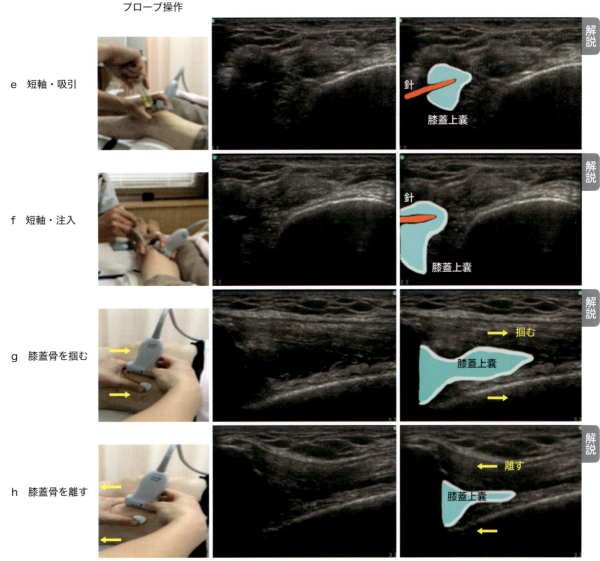

図3 画像描出の手順（続き）

ジックでマークする（図1a）．マークした穿刺部位を中心にヒビテンアルコールで皮膚消毒した後，穿刺部位に局所麻酔薬で膨疹をつくり再度皮膚消毒する．液体が貯留し吸引する場合は，プローブを膝蓋骨頭側で大腿四頭筋線維と直交するように置き，平行法で針を進める（図3d）．液体が貯留していない場合は，プローブを大腿四頭筋線維と平行に置き，交差法で針を進める（図4b）．出血傾向がない場合は21G短針，出血傾向がある場合は23G短針を使用している．

4　局所麻酔薬の注入

1％メピバカイン2mL，ヒアルロン酸2mL

5　ブロック後の注意点

穿刺後に止血バンドを使用して5分間圧迫している．毎回プローブに清潔カバーを付ける．プローブを消毒し超音波ガイド下に関節包内穿刺を行う．施行後に皮膚消毒し，注入の成否を確認する（図4c，d）．

E　膝内側部痛の原因（図5）

膝内側部痛の原因には，関節包外と関節包内がある．関節包外の原因には神経系，筋付着部，滑液包などがあり，腰部神経根症との鑑別が重要である．Torryら[1]は膝関節内に生理食塩水を注入すると容量に比例して膝関節を伸展させる大腿四頭筋の筋力は低下し，膝関節を屈曲させる大腿二頭筋，半腱様筋，半膜様筋の筋力は増強し，関節内の生理食塩水を吸引するとすべての筋力が元に戻ると報告している．大腿四頭筋の筋力低下と大腿二頭筋，半腱様筋，半膜様筋の筋力増強により膝関節は屈曲する．また，大腿四頭筋の代償として大腿筋膜張筋が収縮すると大腿二頭筋と共同して膝関節は外旋し，O脚を

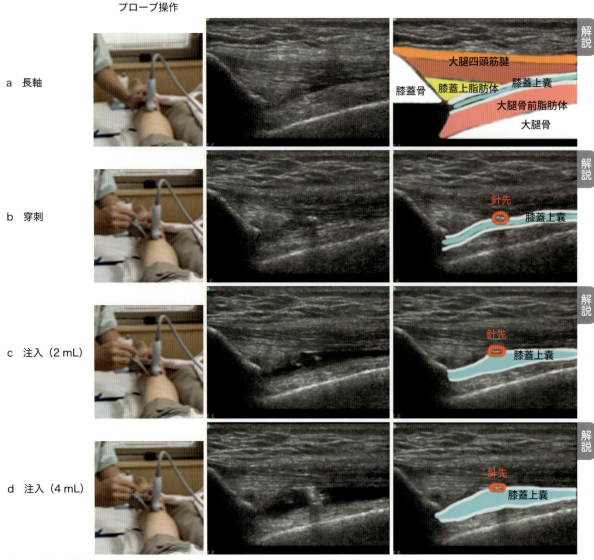

図4 液体貯留がない場合——交差法

呈し内側型変形性膝関節症を進行させる．したがって，関節包内の液体は十分吸引し同時に大腿四頭筋の筋力トレーニングと大腿二頭筋，半腱様筋，半膜様筋，大腿筋膜張筋のストレッチが必要と考えられる．膝関節包内に液体が貯留している場合は吸引し，その性状から診断の助けとする．液体が関節液ならば変形性膝関節症，関節リウマチ・関節内遊離体，ピロリン酸カルシウムならば偽痛風，尿酸結晶ならば痛風，血液ならば半月板損傷，十字靱帯損傷・色素性絨毛結節性滑膜炎，混濁液ならば感染症を考える．膝関節包内の半月板や十字靱帯は超音波診断装置では映し出せないため，必要ならばMRI検査を追加する．O脚が長引くと内側側副靱帯浅層が緊張し，その直下にある内側側副靱帯滑液包に炎症が起きる．また，縫工筋，薄筋，半腱様筋が緊張し，その付着部である鵞足部に炎症が起きる．これらの部位にステロイドを注入すると劇的に痛みが消失することがある．

COLUMN

Bum Parkら[2]の超音波ガイド下と非透視下膝関節包内注入を比較する報告によると，超音波ガイド下の成功率96.0％（48/49）が非透視下83.7％（41/49）に対して有意に高かった．

Sibbitら[3]は2週間後の治療効果を比較すると，超音波ガイド下の治療効果67％（31/46）が非透視下33％（15/46）に対して有意に高かった．それだけでなく穿刺時の痛み17％（8/46）対41％（19/46）と薬液注入時の痛み0％（0/46）対24％（11/46）の程度も超音波ガイド下注入が有意に少なかった．

無麻酔で膝関節鏡を挿入し痛みの部位をマッピングしたDyeら[4]の報告によると，膝蓋軟骨が無感覚に対して膝蓋骨下脂肪体は正確な局在性のある激痛部位である．

実際に，膝蓋上囊アプローチ膝関節包内注入を施行時に，針先が関節包内にある場合は痛みを訴えないが，膝蓋上脂肪体や大腿骨前脂肪体に針先が進むと激痛を訴える場合がある．脂肪体内の神経終末が膝の感覚になんらかの関連があると考えられる．

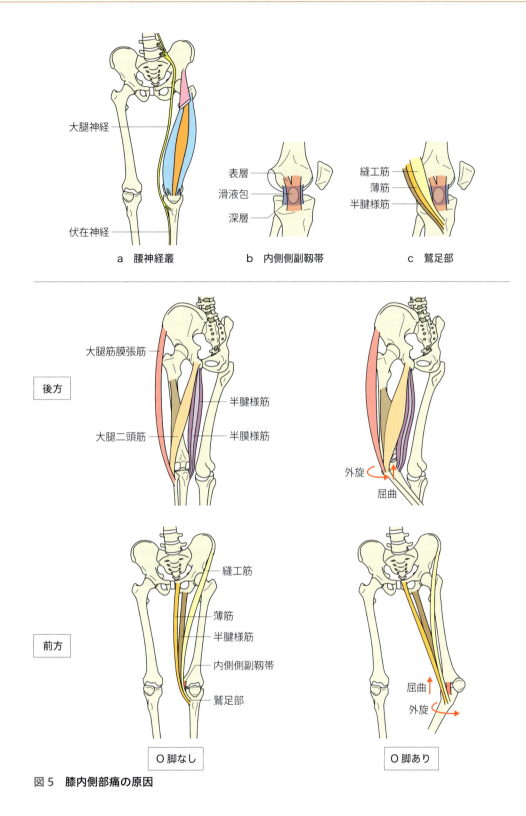

図5 膝内側部痛の原因

文献

1) Torry MR et al：Intra-articular knee joint effusion induces quadriceps avoidance gait patterns. Clin Biomech **15**：147-159, 2000
2) Bum Park Y et al：Accuracy of blind versus ultrasound-guided suprapatellar bursal injection. J Clin Ultrasound **40**：20-25, 2012
3) Sibbit WL Jr et al：A randomized controlled trial evaluating the cost-effectiveness of sonographic guidance for intra-articular injection of the osteoarthritic knee. J Clin Rheumatol **17**：409-415, 2011
4) Dye SF et al：Conscious neurosensory mapping of the internal structures of the human knee without intraarticular anesthesia. Am J Sports Med **26**：773-777, 1998

各論V．下肢領域

9. 総腓骨神経ブロック

A 解剖（図1）

　総腓骨神経は仙骨神経叢からなる坐骨神経の枝の1つである．大腿二頭筋に沿って大腿を下降してきた坐骨神経は，膝窩部で分岐し，脛骨神経および総腓骨神経に分かれる．分岐まではこれらの神経は共通の傍神経鞘によって包まれており，分岐後にそれぞれの神経固有の傍神経鞘へと移行する[1]．これらの分岐の位置は非常に個人差が大きく，梨状筋を通過する際の総腓骨神経成分の破格が存在する症例では，その時点で脛骨神経と総腓骨神経に分枝している．一般には，膝窩溝よりも数cm〜10 cmの範囲で分岐し，分岐後，総腓骨神経は大腿二頭筋の内側の皮下を膝窩中央から外側へと走行し，腓骨頭後外側へと回り込む．ここで，外側腓腹皮神経を分枝した後，超腓骨筋の背側から深部へと入り，浅腓骨神経および深腓骨神経へと分枝する．

B 適応

　膝および下腿以下の手術の麻酔・術後鎮痛，総腓骨神経絞扼障害，糖尿病や動脈病変に伴う重症虚血趾の疼痛，変形性膝関節症による膝関節痛，複合性局所疼痛症候群（CRPS）［必要に応じて，単回ブロックのみならずカテーテル留置による持続ブロックやパルス高周波によるブロックも用いられる］[2]．

C 合併症

- 「総論5．神経ブロックに伴う副作用・合併症」を参照

D ブロック手技

1 体位（図2）

腹臥位，側臥位

2 画像描出の手順

a 大腿二頭筋，半膜様筋，半腱様筋，膝窩動静脈の同定

　10〜18 MHzの高周波リニアプローブを膝窩溝に沿って大腿長軸に対して垂直にあてる．

　外側に大腿二頭筋，内側に半膜様筋および半腱様筋を

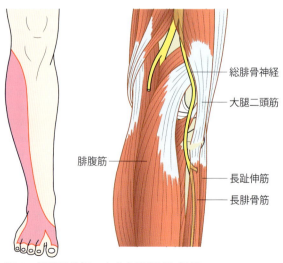

図1　総腓骨神経の皮膚支配領域と解剖

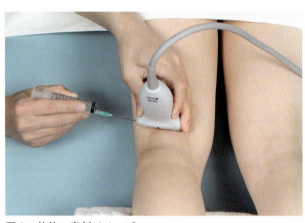

図2　体位，穿刺イメージ

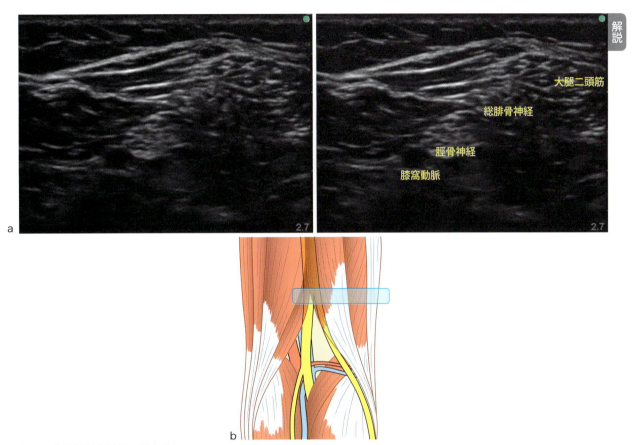

図3　坐骨神経分岐部の描出法
a：超音波画像，b：プローブの位置．

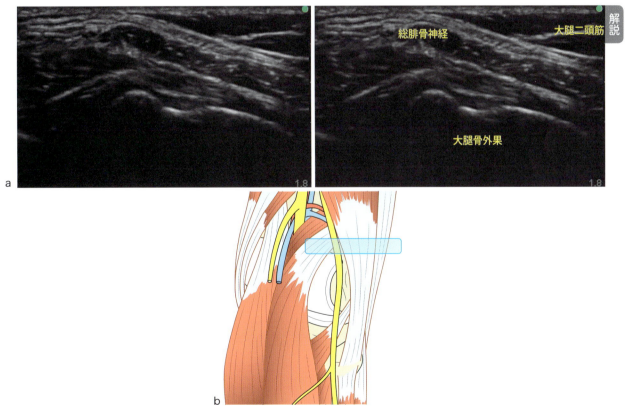

図4　総腓骨神経の描出法（大腿二頭筋内縁）
a：超音波画像，b：プローブの位置．

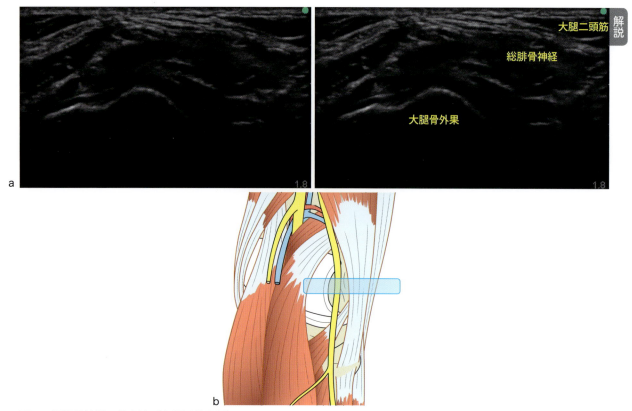

図5 総腓骨神経の描出法（大腿骨外果部）
a：超音波画像．b：プローブの位置．

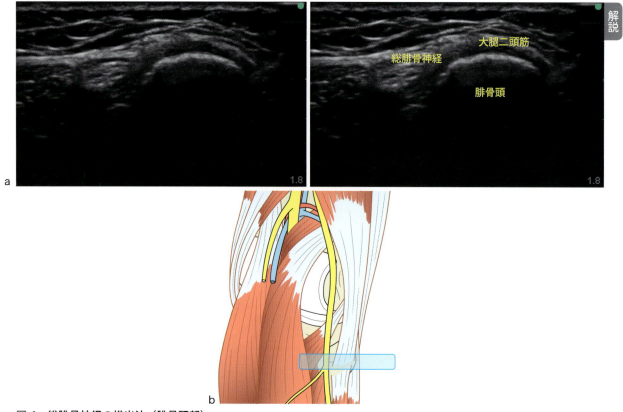

図6 総腓骨神経の描出法（腓骨頭部）
a：超音波画像．b：プローブの位置．

確認する．

大腿二頭筋と半膜様筋・半腱様筋の間に膝窩動脈および膝窩静脈を確認する．

ⓑ 脛骨神経，総腓骨神経，坐骨神経分岐部の確認

外側にある大腿二頭筋の内側皮下に，高エコー性で蜂巣状の円形構造として総腓骨神経が確認できる．

プローブを頭側にスライドしながら，総腓骨神経と膝窩動脈の背側に走行する脛骨神経が合流する坐骨神経分岐部の同定を行う（図3）．

ⓒ ブロック実施部位の決定

プローブを再度尾側にスライドさせながら（図4），完全に総腓骨神経と脛骨神経が分岐する場所を選択してブロックを実施する．

腓骨頭に近づくほど，総腓骨神経は完全に脛骨神経から離れており，ブロックには適しているが神経が腓骨頭へと回り込むように走行経路が変化するため（図5），的確に神経の視認ができる部位を選択するとよい[3]（図6）．

3 ブロック針の操作

平行法を用いて穿刺を行う．プローブの内・外縁どちらからでも穿刺可能であるが，腓骨頭に近い部位で実施する際には，背側から穿刺して腓骨頭を避けるほうが実施しやすい．

神経の走行に注意しながらブロック針を進め，針先を総腓骨神経の外縁へと誘導する．

神経は浅部を走行しており，一般に針の描出は容易である．

4 局所麻酔薬の注入

少量の薬液を注入して，薬液が神経と周囲組織を液性剥離するように広がることを確認し，0.5%メピバカインまたはリドカイン，あるいは0.1〜0.125%レボブピバカインまたはロピバカインを5〜10 mL局所注入する．

この際に，神経全周にわたって薬液が広がるように適宜針先の修正を行うとよい．

場合によってはパルス高周波を用いることで，運動神経麻痺を生じることなく疼痛の緩和が得られる．

5 ブロック後の注意点

ブロック部位が，坐骨神経からの分岐部に近い場合や薬液の注入量が多い際には，脛骨神経のブロックも生じることがある．

大量の局所麻酔薬を用いた際には，転倒リスクが増えるため注意が必要である．

●文献●

1) Andersen HL et al：Injection inside the paraneural sheath of the sciatic nerve：direct comparison among ultrasound imaging, macroscopic anatomy, and histologic analysis. Reg Anaesth Pain Med **37**：410-414, 2012
2) 中本達夫：ペインクリニックでの超音波ガイド下神経ブロック—こだわりのオーダーメイド神経ブロック—ペインクリニック症例を中心に．ペインクリニック **35**：905-912, 2014
3) Ting PH et al：Ultrasound-guided common peroneal nerve block at the level of the fibular head. J Clin Anesth **24**：145-147, 2012

各論Ⅴ. 下肢領域

10. 脛骨神経ブロック

A 解　剖（図1）

　脛骨神経は仙骨神経叢からなる坐骨神経の枝の1つで，足底の皮膚と下腿三頭筋を含む足趾の屈筋群を支配する．大腿二頭筋に沿って大腿を下降してきた坐骨神経は，膝窩部で分岐し，脛骨神経および総腓骨神経に分かれる．分岐まではこれらの神経は共通の傍神経鞘によって包まれており，分岐後にそれぞれの神経固有の傍神経鞘へと移行する．これらの分岐の位置は非常に個人差が大きく，梨状筋を通過する際の総腓骨神経成分の破格が存在する症例では，その時点で脛骨神経と総腓骨神経に分枝している．一般には，膝窩溝よりも数cm～10 cmの範囲で分岐し，膝窩部で脛骨神経から内側腓腹皮神経を分枝した後，後脛骨動静脈とともに下降し，腓腹筋，ヒラメ筋，膝窩筋といった下腿筋，および後脛骨筋，長趾屈筋，長母趾屈筋に筋枝を出す．関節枝としては，膝関節および距腿関節に分布する．
　足関節部では後脛骨筋の表層を通り内果の後ろを回っていく．その後，足底へと伸び，内側および外側足底神経となって足底筋および皮膚に分布する．
　後脛骨神経は脛骨神経の本幹であり，足関節部で用いるブロックについては後脛骨神経ブロックとして別途記載し，ここでは膝窩部におけるブロックを取り扱う．

B 適　応

　膝および下腿以下の手術の麻酔・術後鎮痛，糖尿病や動脈病変に伴う重症虚血肢の疼痛，変形性膝関節症による膝関節痛，複合性局所疼痛症候群（CRPS）[必要に応じて，単回ブロックのみならずカテーテル留置による持続ブロックやパルス高周波によるブロックも用いられる][1]．

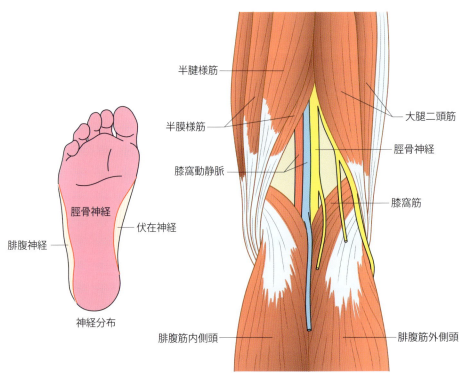

図1　脛骨神経の皮膚支配領域と解剖

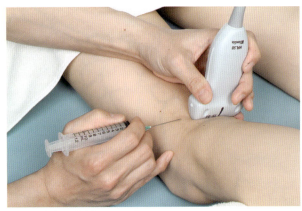

図2 体位，穿刺イメージ

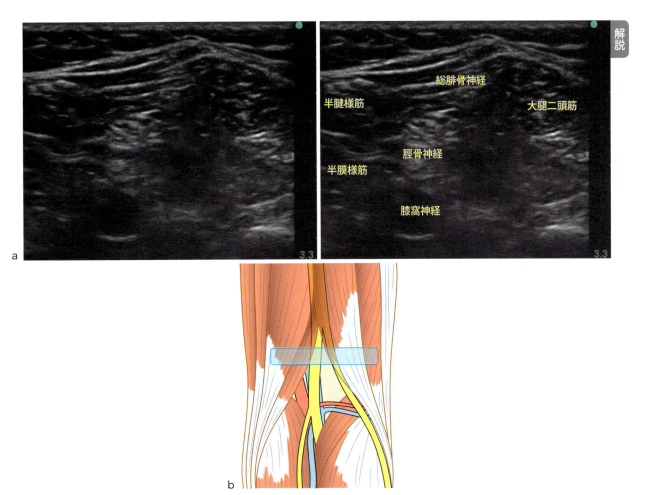

図3 坐骨神経分岐部の描出法
a：超音波画像．b：プローブの位置．

C 合併症

- 「総論5．神経ブロックに伴う副作用・合併症」を参照

D ブロック手技

1 体位（図2）

腹臥位（側臥位でも実施可能）

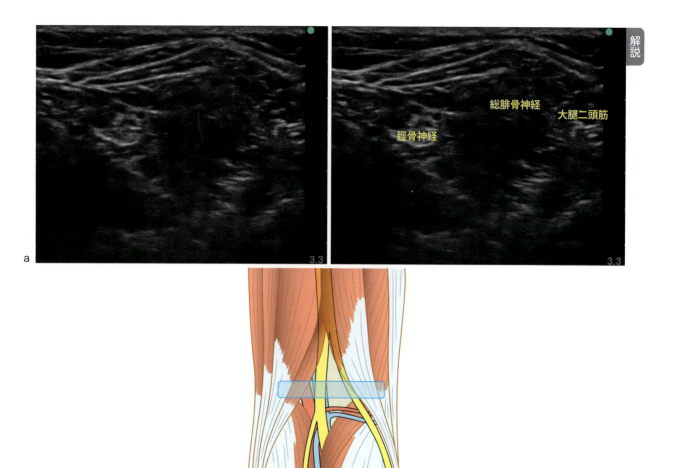

図4 脛骨神経の描出法
a：超音波画像，b：プローブの位置．

2 画像描出の手順

ⓐ 大腿二頭筋，半膜様筋，半腱様筋，膝窩動静脈の同定

10～18 MHz の高周波リニアプローブを膝窩溝に沿って大腿長軸に対して垂直にあてる．

外側に大腿二頭筋，内側に半膜様筋および半腱様筋を確認する．

大腿二頭筋と半膜様筋・半腱様筋の間に膝窩動脈および膝窩静脈を確認する．

ⓑ 脛骨神経，総腓骨神経，坐骨神経分岐部の確認

膝窩動脈の背側（プローブ側）に，高エコー性で蜂巣状の円形構造として脛骨神経が確認できる（図3）．

プローブを頭側にスライドしながら，脛骨神経と外側を走行する総腓骨神経が合流する坐骨神経分岐部の同定を行う．

ⓒ ブロック実施部位の決定

プローブを再度尾側にスライドさせながら，完全に脛骨神経と総腓骨神経が分岐する場所を選択してブロックを実施する（図4）．

3 ブロック針の操作

脛骨神経を同定した後，腹側に存在する膝窩動脈や静脈に注意しながらプローブの内側または外側から平行法で針を刺入し，神経の外縁に針先を進める．

プローブ外側から穿刺する際には，脛骨神経の外側でより浅い部位を総腓骨神経が走行しているため，総腓骨神経の腹側に針を進めて，神経を避けて針を脛骨神経へと誘導する必要がある．

4 局所麻酔薬の注入

少量の薬液を注入して，薬液が神経と周囲組織を液性剥離するように広がることを確認し，5～15 mL の局所麻酔薬を注入する．この際に，神経全周にわたって薬液が広がるように適宜針先の修正を行うとよい．

神経の外側に薬液を大量に注入すると，中枢側への薬液の広がりによって，総腓骨神経にブロック効果が及ぶことがあるため，神経の内側を中心に薬液注入を行うほ

うがよい[2]．場合によっては，パルス高周波を用いることで運動神経麻痺を生じることなく疼痛の緩和が得られる．

5　ブロック後の注意点

ブロック部位が，坐骨神経からの分岐部に近い場合や薬液の注入量が多い際には，総腓骨神経のブロックも生じることがある．

大量の局所麻酔薬を用いた際には，転倒リスクが増えるため注意が必要である．

●文献●

1) 中本達夫：ペインクリニックでの超音波ガイド下神経ブロック―こだわりのオーダーメイド神経ブロック―ペインクリニック症例を中心に．ペインクリニック **35**：905-912，2014
2) Sinha SK et al：Femoral nerve block with selective tibial nerve block provides effective analgesia without foot drop after total knee arthroplasty：a prospective, randomized, observer-blinded study. Anesth Analg **115**：202-206, 2012

11. 後脛骨神経ブロック

A 解剖（図1）

後脛骨神経は仙骨神経叢からなる坐骨神経の終末枝の1つで，足底の皮膚と足趾の屈筋群を支配する．膝窩部で脛骨神経から内側腓腹皮神経を分枝した後，後脛骨動静脈とともに下降する．腓腹筋・ヒラメ筋に筋枝を出す一方，膝窩筋の背側を通ってヒラメ筋，長趾屈筋，後脛骨筋で囲まれる空間を下降していく．アキレス腱の内側で内果の後方の，長趾屈筋と長母趾屈筋の間を後脛骨動静脈とともに通過し，踵骨内側の屈筋支帯の下を通って，外側および内側足底神経へと分枝する．

後脛骨神経は，麻酔としては足趾の手術の際に，同じく足趾に分布する伏在神経，腓腹神経，浅腓骨神経，深腓骨神経とともに，アンクルブロックの1つとして実施される．

B 適応

足根管症候群，足底腱膜炎[1]，足底部の手術麻酔および術後鎮痛，複合性局所疼痛症候群（CRPS）など

C 合併症

- 「総論5．神経ブロックに伴う副作用・合併症」を参照

D ブロック手技[2]

1 体位（図2）

腹臥位，仰臥位，側臥位で実施可能であるが，可能であれば腹臥位が実施しやすい．

2 画像描出の手順

a アキレス腱，後脛骨動静脈の同定

10〜18 MHz の高周波リニアプローブを内果とアキレス腱の間に長軸に対して垂直にあてる．

アキレス腱内縁と内果の間に後脛骨動脈（1本）および後脛骨静脈（2本）を確認する．

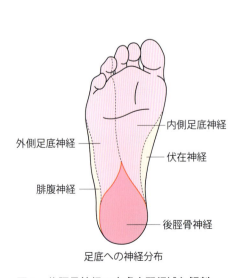
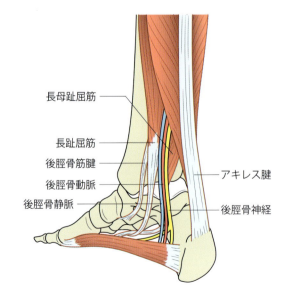

図1 後脛骨神経の皮膚支配領域と解剖
後脛骨神経ブロック時には，薄ピンク領域も遮断される．

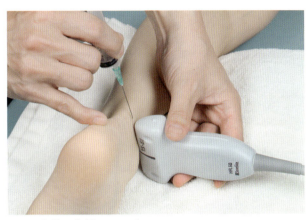

図2 体位，穿刺イメージ

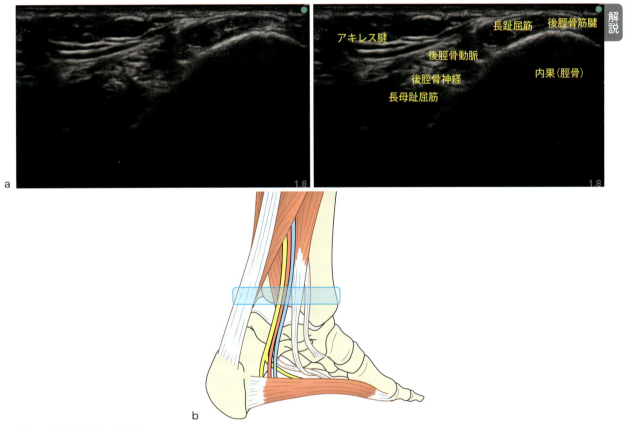

図3 後脛骨神経の描出法
a：超音波画像，b：プローブの位置．

後脛骨動脈と隣接して，高エコー性で蜂巣状の円形構造として後脛骨神経が確認できる（図3）．

患者体位によって，プローブの内外側どちらからでもブロックは可能であるが，前方から穿刺をする場合には，内果を避けてプローブをやや頭側にスライドさせたほうがブロック手技を行いやすい（図4）．

3 ブロック針の操作

後脛骨神経を同定した後，後脛骨動脈や静脈を避けて針の刺入ができる場所を決定する．

プローブの内側または外側から平行法で針を刺入し，神経の外縁に針先を進める．

4 局所麻酔薬の注入

針先を後脛骨神経に対して接線方向に進め，神経の外縁で少量の局所麻酔薬を注入する．

使用薬剤は，目的によって濃度・種類を調整すべきであるが，リドカインまたはロピバカインやレボブピバカ

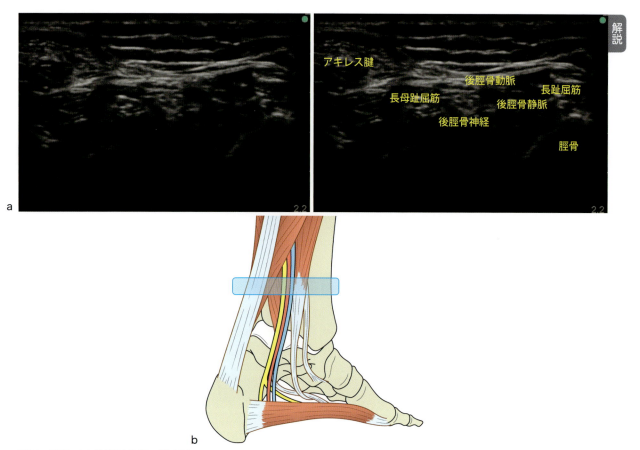

図4　近位での後脛骨神経の描出法
a：超音波画像，b：プローブの位置．

インなどの局所麻酔薬を使用し，麻酔目的の場合には1〜2％リドカインや0.25〜0.75％の長時間作用性局所麻酔薬を用いる．必要に応じてステロイドを併用することも多い[3]．

薬液が神経の外周に沿って広がることを確認して，分割投与と針先位置の修正によって，神経の全周を包むように3〜5 mLの薬液を注入する．

針先の修正時には，後脛骨動静脈との関係に十分留意して，血管内注入や血腫形成のないように注意することが重要である．

5　ブロック後の注意点

使用する局所麻酔薬の量は比較的少量であるが，複数のブロックを併用することも多いため，周囲に動静脈を有する本ブロック時には，血管内注入による局所麻酔薬中毒症状に留意すべきである．

また，足底の感覚鈍麻が生じることから患者の歩行に際して十分な注意を促す必要がある．

文献

1) Schulhofer SD：Short-term benefits of ultrasound-guided corticosteroid injection in plantar fasciitis. Clin J Sport Med **23**：83-84, 2013
2) 中本達夫：坐骨神経ブロックと梨状筋ブロック．ペインクリニック **34**：S417-S427, 2013
3) McMillan AM et al：Ultrasound guided corticosteroid injection for plantar fasciitis：randomised controlled trial. BMJ **344**：e3260, 2012

各論Ⅴ．下肢領域

12. 浅腓骨神経ブロック

A 解　剖（図1）

浅腓骨神経は仙骨神経叢からなる坐骨神経の終末枝の1つで，膝窩部で分岐した総腓骨神経は，腓骨頭の外側を通り，長腓骨筋の深部で浅腓骨神経と深腓骨神経に分枝する．浅腓骨神経は，長趾伸筋の外側を下降し，長・短腓骨筋および下腿外側下部の皮膚に枝を出す．足関節部で下伸筋支帯の上を通り，第1，第2趾の間および足背外側を除く足背および足趾の皮膚に分布する．浅腓骨神経は，麻酔としては足趾の手術の際に，同じく足趾に分布する伏在神経，後脛骨神経，腓腹神経，深腓骨神経とともに，アンクルブロックの1つとして実施される．

B 適　応

足趾の手術・術後鎮痛，絞扼性障害，糖尿病や動脈病変に伴う重症虚血趾の疼痛，複合性局所疼痛症候群（CRPS）[1]など

C 合併症

- 「総論5．神経ブロックに伴う副作用・合併症」を参照

D ブロック手技

1 体　位（図2）

仰臥位，側臥位

2 画像描出の手順

a 長趾伸筋，長・短腓骨筋，腓骨，脛骨の同定

下腿前面の外側に長軸方向に対して垂直にプローブをあてる．

浅腓骨神経は長趾伸筋の深部から短腓骨筋の間を通って皮下へと出てくるため，外果直上レベルから下腿中央部レベルまで長趾伸筋に沿ってプローブをスライドさせる．

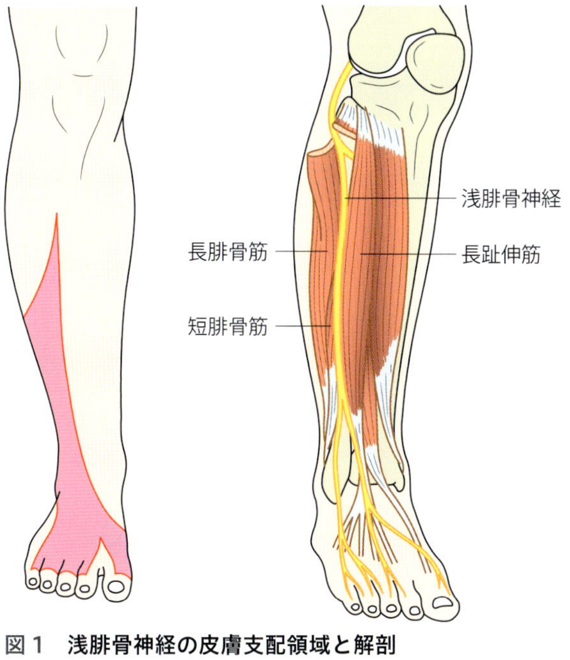

図1　浅腓骨神経の皮膚支配領域と解剖

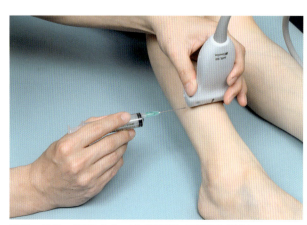

図2　体位，穿刺イメージ（側臥位で実施の場合）

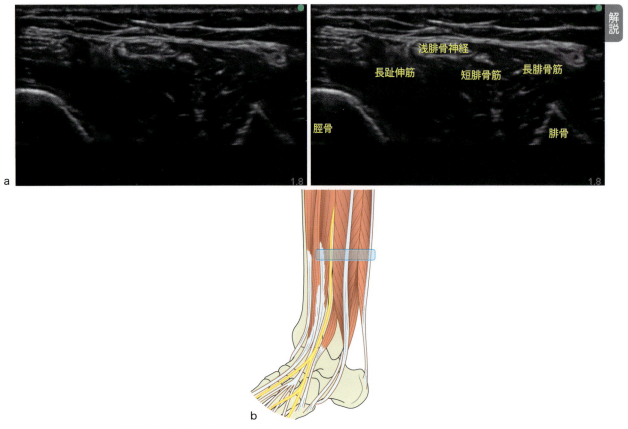

図3 皮下での浅腓骨神経の描出法（ブロック部位）
a：超音波画像，b：プローブの位置．

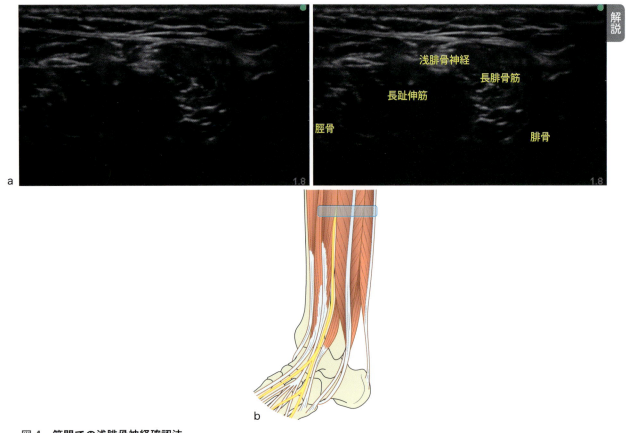

図4 筋間での浅腓骨神経確認法
a：音波画像，b：超プローブの位置．

ⓑ 浅腓骨神経の同定とブロック部位の決定[2]

短腓骨筋と長趾伸筋の間の筋膜上に低エコー性でその周囲をやや高エコー性の輪郭で包まれた楕円形の構造が確認できる（図3）．

これを頭側へ走査して，長趾伸筋内の深部へと入っていくのが確認できれば，浅腓骨神経と確定できる（図4）．

実際のブロックは，皮下に出てきた浅層で実施する．

3 ブロック針の操作

プローブの長趾伸筋側から，平行法を用いて25 G，40 mm注射針を穿刺する．

神経の走行部位が浅いため，針の描出は容易である．

4 局所麻酔薬の注入

0.5～1％リドカインやメピバカインまたは0.1～0.125％ロピバカインやレボブピバカインなどの局所麻酔薬3～5 mLを用いて，針先の修正を行いながら神経の前面および後面に局所麻酔薬を注入し，神経全周を薬液で包み込む．

麻酔目的の場合には1～2％リドカインやメピバカインあるいは0.25～0.75％の長時間作用性局所麻酔薬を用いる．

5 ブロック後の注意点

高濃度局所麻酔薬を用いた際には，長・短腓骨筋の筋力低下を生じ，足関節の外旋ができなくなるため，歩行に際しては捻挫などが生じないよう，患者に対して十分な注意を促す必要がある．

●文献●
1) Jaffe JD et al：Ultrasound-guided continuous superficial peroneal nerve block below the knee for the treatment of nerve injury. Pain Pract **13**：572-575, 2013
2) Chin KJ：Ultrasound visualization of the superficial peroneal nerve in the mid-calf. Anesthesiology **118**：956-965, 2013

各論V．下肢領域

13. 深腓骨神経ブロック

A 解剖（図1）

深腓骨神経は仙骨神経叢からなる坐骨神経の終末枝の1つで，総腓骨神経が膝窩部で坐骨神経から脛骨神経と分枝した後に大腿二頭筋内縁に沿って腓骨頭の外側に下降し，長腓骨筋の深部で浅腓骨神経と分枝する．下腿骨間膜の前で脛骨筋と長趾伸筋の間を前脛骨動脈とともに下降し，前脛骨筋および足趾の伸筋群に枝を出す．足関節部で下伸筋支帯の下を通り，足背動脈と並走して第1，第2趾の間の皮膚を支配する．深腓骨神経は，麻酔としては足趾の手術の際に，同じく足趾に分布する伏在神経，後脛骨神経，腓腹神経，浅腓骨神経とともに，アンクルブロックの1つとして実施される[1]．

B 適応

足趾の手術・術後鎮痛，前足根管症候群，糖尿病や動脈病変に伴う重症虚血趾の疼痛，複合性局所疼痛症候群（CRPS）など

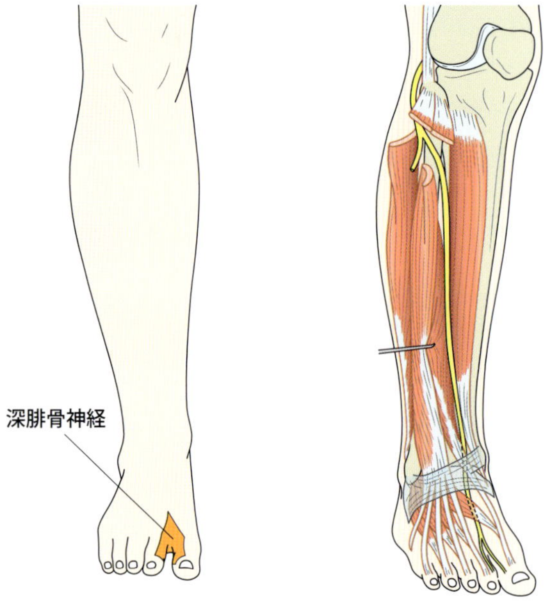

C 合併症

- 「総論5．神経ブロックに伴う副作用・合併症」を参照

D ブロック手技

1 体位（図2）

仰臥位，側臥位

2 画像描出の手順[2]

a 足背動脈，長趾伸筋腱，長母趾伸筋腱の同定

10～18 MHzの高周波リニアプローブを足関節前面にあてる．

深部に高輝度の線状構造として脛骨表面が描出され，前脛骨動脈が前脛骨静脈と並走して容易に描出できる．静脈は圧迫によって内腔の消失が認められる．

前脛骨動脈の内側表層に長母趾伸筋腱を確認でき，外側表層には長趾伸筋腱が確認できる．

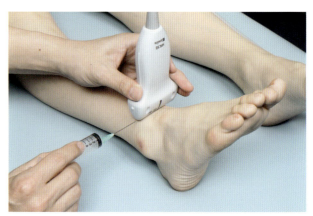

図1 深腓骨神経の皮膚支配領域と解剖

図2 体位，穿刺イメージ

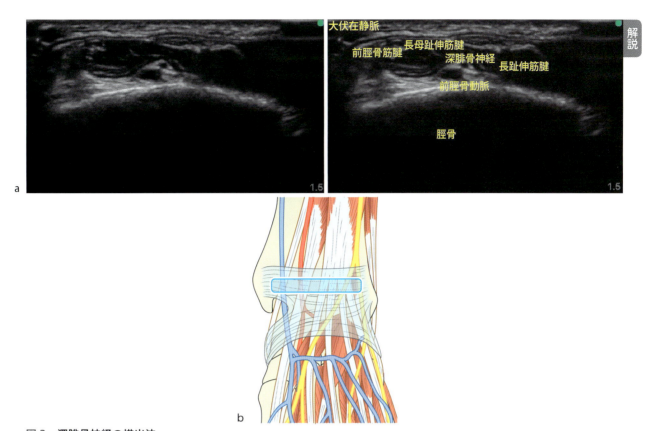

図3　深腓骨神経の描出法
a：超音波画像，b：プローブの位置．

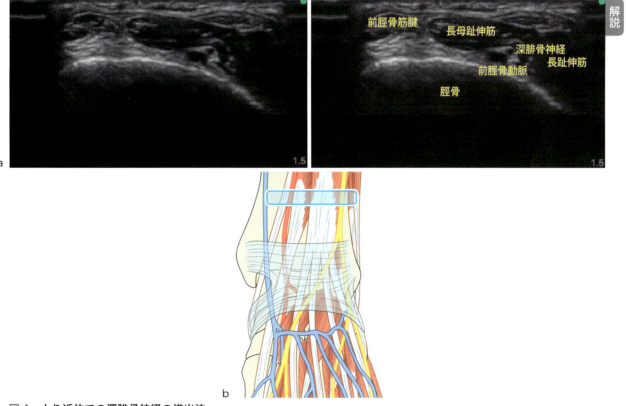

図4　より近位での深腓骨神経の描出法
a：超音波画像，b：プローブの位置．

ⓑ 深腓骨神経の同定

前脛骨動脈に隣接して，圧迫しても構造の消失しない，周囲を高エコー性の構造に包まれた中心が低エコー性の円形構造が確認できる（図3）．これが深腓骨神経であり，中枢側へスライドさせると，前脛骨動脈とともに深部へと進むことがわかる（図4）．

3 ブロック針の操作

25 G, 40 mm 注射針を用いて，平行法で穿刺する．プローブの内側外側どちらから穿刺してもよいが，前脛骨動静脈に隣接しているため，血管を損傷しないように注意が必要である．

神経は浅い部位に存在しているため，針の描出は容易であるが，時に神経の同定が困難なことがある．この場合には前脛骨動脈の表面に針先を誘導し，薬液を少量注入すると周囲組織とのコントラストが良好になることによって神経の判別がつきやすいことがある．

4 局所麻酔薬の注入

0.5～1％リドカインやメピバカインまたは0.1～0.125％ロピバカインやレボブピバカインなどの局所麻酔薬3～5 mLを用いて，針先の修正を行いながら神経の前面および後面に局所麻酔薬を注入し，神経全周を薬液で包み込む．

麻酔目的の場合には1～2％リドカインやメピバカインあるいは0.25～0.75％の長時間作用性局所麻酔薬を用いる．

5 ブロック後の注意点

使用する局所麻酔薬は決して大量ではないが，動静脈に隣接した神経ブロックであることから，血管内注入になっていないことを注意して手技を行い，局所麻酔薬中毒には注意を払う必要がある．

高濃度局所麻酔薬を用いた骨間膜レベルでのブロックの際には，足趾の背屈筋群の筋力低下を生じるため，歩行に際しては転倒などが生じないよう，患者に対して十分な注意を促す必要がある．

●文献●
1) Lopez AM et al：Ultrasound-guided ankle block for forefoot surgery：the contribution of the saphenous nerve. Reg Anesth Pain Med 37：554-557, 2012
2) Antonakakis JG et al：Ultrasound does not improve the success rate of a deep peroneal nerve block at the ankle. Reg Anesth Pain Med 35：217-221, 2010

各論Ⅴ．下肢領域

14. 腓腹神経ブロック

A 解剖（図1）

腓腹神経は，仙骨神経叢からなる坐骨神経の終末枝の1つで，伏在神経と同様に運動神経線維を持たない知覚神経である．下腿後外側と足背外側の皮膚知覚を支配する．

腓腹神経は，脛骨神経由来の内側腓腹皮神経と総腓骨神経由来の外側腓腹皮神経からの吻合枝が，下腿中央で交通して形成される．小伏在静脈とともに下降し，下腿外側下部および踵に枝を出し，さらに外果の後ろを通って足背外側へと分布する．

腓腹神経は，麻酔としては足趾の手術の際に同じく足趾に分布する伏在神経，後脛骨神経，浅腓骨神経，深腓骨神経とともに，アンクルブロックの1つとして実施される[1,2]．

B 適応

足趾の手術・術後鎮痛，絞扼性障害，糖尿病や動脈病変に伴う重症虚血趾の疼痛，複合性局所疼痛症候群（CRPS）など

C 合併症

- 「総論5．神経ブロックに伴う副作用・合併症」を参照

D ブロック手技

1 体位（図2）

仰臥位，側臥位

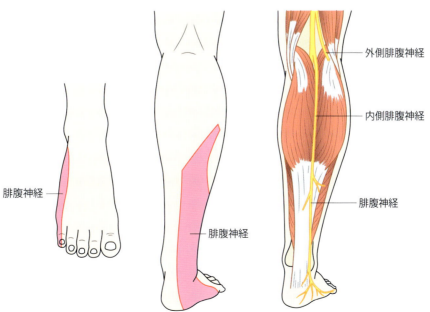

図1　腓腹神経の皮膚支配領域と解剖

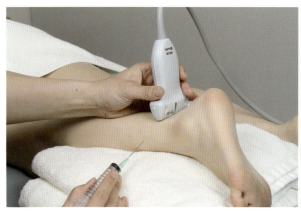
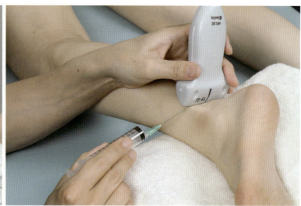

図2 体位,穿刺イメージ

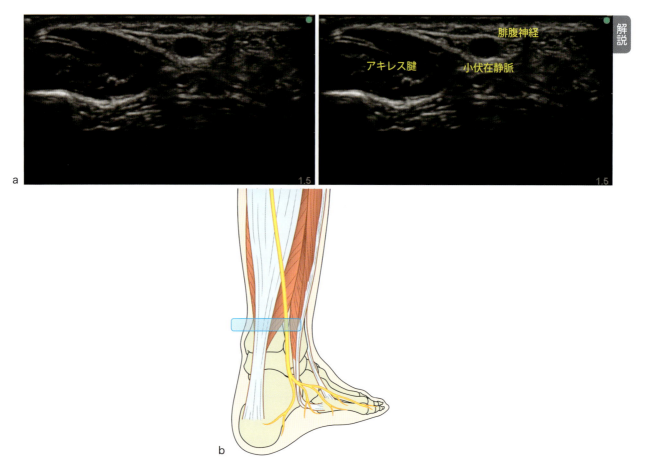

図3 腓腹神経の描出法
a:超音波画像,b:プローブの位置.

2 画像描出の手順

a 外果,小伏在静脈,腓骨筋の同定

10～18 MHz 高周波リニアプローブを外果とアキレス腱の間で体軸に垂直にあてる.仰臥位の場合には,股関節を内転,膝関節を屈曲させ,外果が正面になるようにすると手技を行いやすい.

腓腹神経は,皮下で腓骨筋筋膜の前を小伏在静脈とともに下降している.したがって,外果後方の皮下に存在する小伏在静脈が key structure となり,筋膜上に静脈と並走する低エコー性の蜂巣状構造が腓腹神経である[3](図3).

内側腓腹皮神経と外側腓腹皮神経が合流することなく,小伏在静脈と並走して下降することもある.

静脈はプローブによる圧迫で容易に内容が虚脱し,超音波での同定が困難となりうるため,静脈内腔を保つ程

度のプローブの接着圧で走査を行うことが重要である．

3 ブロック針の操作

25 G，40 mm 注射針を用いてプローブ外縁から平行法で穿刺する．

小伏在静脈を損傷しないように穿刺経路を決定し，実際の穿刺はプローブのどちらからでも可能である．ただし，外果側からの穿刺では，外果の突出が邪魔になって穿刺しづらいこともあり，アキレス腱外縁からの穿刺のほうが一般的には容易である．

神経の辺縁へと針先を誘導し，少量の薬液を注入してその広がりを確認する．時に，小伏在静脈の前後に神経様の構造が確認できることがある．これらを末梢に走査して合流したところで穿刺するか，両方を包むように薬液を注入すればよい．

4 局所麻酔薬の注入

リドカインまたはロピバカインやレボブピバカインなどの局所麻酔薬 3～5 mL を用いて，針先の修正を行いながら神経の全周を包み込むように薬液の注入を行う．麻酔目的の場合には 1～2％リドカインや 0.25～0.75％の長時間作用性局所麻酔薬を用いる．運動神経線維を含まないため筋力低下は生じないが，ペインクリニックでの使用であれば，低濃度でもよい．

5 ブロック後の注意点

小伏在静脈内への注入による局所麻酔薬中毒が生じる可能性があるため，ブロック実施中およびブロック後には，局所麻酔薬中毒によって生じうる症状のチェックが重要である．

●文献●

1) Lopez AM et al：Ultrasound-guided ankle block for forefoot surgery：the contribution of the saphenous nerve. Reg Anesth Pain Med **37**：554-557, 2012
2) 中本達夫：坐骨神経ブロックと梨状筋ブロック．ペインクリニック **34**：S417-S427，2013
3) Redborg KE et al：Ultrasound improves the success rate of a sural nerve block at the ankle. Reg Anesth Pain Med **34**：24-28, 2009

VI 各論

全身領域

1. トリガーポイント注射

1. トリガーポイント注射

A 解 剖

トリガーポイントとは圧迫や針の刺入，加熱や冷却により放散する痛みと関連痛を生じさせる部位であり，その刺激により運動機能障害，自律神経徴候を引き起こす可能性がある[1,2]．これは，筋・筋膜痛症候群などで生じる．トリガーポイントは解剖として，一般的に骨格筋や筋膜の緊張帯に存在するが，トリガーポイント部位に触診で索状硬結を確認できる場合がある．臨床所見として関連痛が重要であり，押した局所の痛みだけで関連痛を引き起こさない「テンダーポイント」とは異なる[3]．

トリガーポイント注射は，トリガーポイントに局所麻酔薬もしくは局所麻酔薬とステロイドの混合液を注射する手技であり，この手技は他の神経ブロックよりも容易で重篤な合併症が生じる危険性も少ないことから広く行われている．単なる局所注射と異なる点は，トリガーポイントを的確に見極める必要があること，薬液は筋膜を貫いた直下に注入することにある．超音波ガイド下神経ブロック法では，リアルタイムで穿刺・注入が確認できる利点があり，気胸などの合併症の予防に有用であることから，トリガーポイント注射においてもより安全で確実性の高い手技となる．腹直筋領域では，超音波画像と触診でトリガーポイントを画像解剖として同定し，さらにその部位への注射時の刺激を確認して施行することで鎮痛効果が得られたとする報告がある[4]（図1）．

B 適 応

- 筋・筋膜痛症候群
- 線維筋痛症
- 他の疾患による二次性の筋・筋膜痛

C 合併症

- 「総論5．神経ブロックに伴う副作用・合併症」を参照

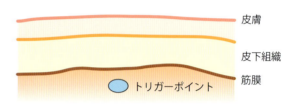

図1　トリガーポイント模式図

- 迷走神経反射による気分不快・失神
- 気胸
- 硬膜外ブロック・くも膜下ブロック

D ブロック手技

1 体 位

ベッド上で患者が楽な体位でよい．坐位（椅子）は迷走神経反射による気分不快・失神による転落の危険があるために避ける．

2 画像描出の手順

超音波診断装置は，マイクロコンベックスプローブ，もしくはリニアプローブを用いる．リニアプローブを用いる場合，注射針が短い場合は平行法はむずかしいため，交差法で行うか長い注射針を用いる．マイクロコンベックスプローブの場合は，細く短い注射針でも平行法による施行が可能である．

ⓐ トリガーポイントの同定

触診でトリガーポイントと推定する領域の索状硬結を触知し，圧迫して放散する痛みと関連痛を確認することでトリガーポイントを同定する．

ⓑ 超音波画像によるトリガーポイントの同定

トリガーポイントとして同定した部位にプローブをあてて画像をみる．超音波画像として，文献ではトリガーポイント自体が「綿球」様画像としてとらえられたとす

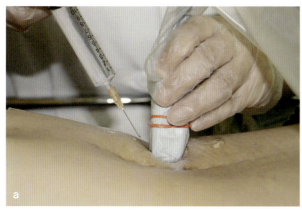
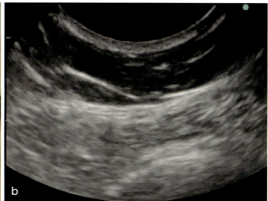

図2　穿刺前
a：プローブと穿刺図，b：超音波画像．

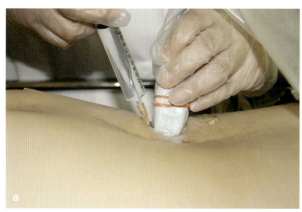
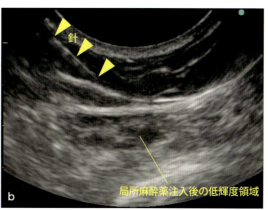

図3　穿刺後
a：プローブと穿刺図，b：超音波画像．

るものや[5]，「mixed echoic」として表現しているものがある[4]．

3　ブロック針の操作

注射針と薬剤に関しては，注射針はディスポーザブル25 G，1インチ（25 mm）か27 G，3/4インチ（19 mm），1インチ（25 mm）を使用する．局所麻酔薬は，1％メピバカイン，1％リドカイン，0.2～0.25％ロピバカイン，ジブカイン注を使用する．水溶性ステロイドはデキサメタゾンなどを局所麻酔薬と混合して使用する．

超音波画像上でトリガーポイントを認識できれば，平行法でも交差法でもトリガーポイントを目標に穿刺を行う．超音波画像上同定ができない場合もあるので，その場合は筋膜を貫いた筋膜直下で針先を固定して薬液の注入を行い，画像で注入薬液による低吸収域が広がるのを確認する．超音波画像ガイド下でも注射針が筋膜を貫く感触を得られるように努める．筋膜を貫かず，筋膜上に注入した場合には広がりすぎて効果は低いとされる[1]．

平行法の場合は針の描出が必要となるが，非常に細い注射針（25～27 G）を使用するため，針を描出させる繊細な技術が要求される．胸郭領域の施行においては，超音波画像で胸膜までの深度を測定・確認することで，気胸の予防に大変有用となる．

4　局所麻酔薬の注入

局所麻酔薬（水溶性ステロイド混合液も含む）の投与量は，1ヵ所当たり1～3 mL，総投与量は10 mL以下とする．血管内注入にならないように注意が必要である．

超音波ガイド下トリガーポイント注射の実際を図2，3に示す．

5　ブロック後の注意点

止血・凝固機能低下がある場合は，圧迫止血を十分に行う．鎮痛効果，ブロック領域の広がりと程度の確認を行う．ベッド上安静時間は，30分程度を基本として問題のないことを確認して退室とする．

COLUMN ①

トリガーポイント注射の鎮痛機序

　トリガーポイント注射の鎮痛機序は，トリガーポイントを不活化させること，また，注入した薬液によりプロスタグランジンなど痛みの誘発物質が希釈され洗い流されること，筋緊張をやわらげ，血流を改善して悪循環を遮断する効果などが考えられ，交感神経系を遮断する意義もある．

COLUMN ②

適応を控える病態

- 局所の感染，全身感染症
- 重度の止血・凝固障害（線溶療法施行時を含む）
- 局所麻酔薬アレルギーの既往

●文献●

1) 森本昌宏：トリガーポイント注射．ペインクリニシャンのためのキーワード，小川節郎（編），真興交易医書出版部，東京，p288-289，2014
2) Travell JG et al：Myofascial Pain and Dysfunction：The Trigger Point Manual, Williams & Wilkins, Baltimore, 1983
3) Alvarez DJ et al：Trigger Points：Diagnosis and Management. Am Fam Physician 65：653-660, 2002
4) Niraj G et al：Ultrasound-guided trigger point injection：first description of changes visible on ultrasound scanning in the muscle containing the trigger point. Br J Anaesth 103：474-475, 2011
5) Shankar H et al：Two- and three-dimensional ultrasound imaging to facilitate detection and targeting of taut bands in myofascial pain syndrome. Pain Medicine 13：971-975, 2012
6) 日本ペインクリニック学会治療指針検討委員会（編）：トリガーポイント注射．ペインクリニック治療指針，第5版，真興交易医書出版部，東京，p30-32，2016

索 引

欧 文

B（brightness）モード　2, 7
camel hump sign　120
cat sign　122
GPS（global positioning system）機能　9
Guyon 管症候群　97
horse head sign　122
in-plane technique　19
MB（マルチビーム）機能　8
out of line technique　20
peribursal fat　75
PNES（pudendal nerve entrapment syndrome）　143
STC（sensitivity time control）　5
trident sign　120

和 文

あ

アーチファクト　9
アキレス腱　207
圧電効果　3
アレルギー症状　22
アンクルブロック　196, 199, 202, 205

い

咽後間隙血腫　43
陰部神経　143
陰部神経絞扼症候群　143
陰部神経ブロック　143

え

腋窩神経　98
腋窩神経ブロック　98
腋窩神経麻痺　100
遠位アプローチ　36

お

横隔神経ブロック　50
横突間靱帯　114
横突起　113
横突起の前結節　43
オトガイ孔　33
オトガイ神経　33
オトガイ神経ブロック　33

音圧反射率　3
音響陰影　9
音響インピーダンス　3
音速　3
音波の性質　2

か

外果　206
外側前腕皮神経　79
外側大腿皮神経　159
外側大腿皮神経ブロック　159
外側腓腹皮神経　205
外肋間筋　102
下関節突起　107
下甲状腺動脈　42
下後腸骨棘　136
下垂手　87
下前腸骨棘　151
滑車上神経　26
合併症　21
カラードプラ法　7
眼窩下孔　29
眼窩下神経　29
眼窩下神経ブロック　29
眼窩上神経　26
眼窩上切痕　26
関節リウマチ　69
関節裂隙　108
感染　23

き

気胸　69, 102, 110, 114
基本的手技　18
胸椎神経根ブロック　114
胸椎椎間関節ブロック　118
胸内筋膜　103
局所麻酔薬中毒　21
局所麻酔薬中毒の対応　21
局所麻酔薬中毒の治療指針　15
局所麻酔薬の濃度　134
距離分解能　4
筋・筋膜痛症候群　210
近位アプローチ　36
筋皮神経　79
筋皮神経ブロック　79

く

屈折　4

け

脛骨神経　171, 192
脛骨神経ブロック　192
頸神経叢　49
頸神経叢ブロック　49
経仙骨孔ブロック　139
頸長筋　42
頸椎症　66
頸椎神経根症　66
頸椎椎間板ヘルニア　66
ゲイン　5
血管穿刺　22
血腫　23
肩関節周囲炎　69
肩甲上神経　69
肩甲上神経ブロック　69
肩甲上動脈　69
肩甲上腕関節　74
肩甲上腕関節内注入　78
減衰　4
腱板断裂　74
肩峰下滑液包　74
肩峰下滑液包内注入　74
肩峰下関節　74

こ

後脛骨神経　196
後脛骨神経ブロック　196
後脛骨動脈　197
交差法　20
後枝外側枝　114
後枝内側枝　60, 64, 106, 114
後仙腸靱帯　135
後大腿皮神経　171
後頭神経ブロック　36
後方エコー増強　9
硬膜外腔　119
硬膜外ブロック　119
股関節　150
股関節ブロック　150
骨間仙腸靱帯　135
骨盤　145
こめかみ部の痛み　28
コンベックス走査　10

さ

最小電流量　16
最内肋間筋　102
坐骨棘　145

坐骨神経　171, 176, 189, 194
坐骨神経ブロック　171
嗄声　43
猿手　91
三叉神経　26, 29, 33

し

膝蓋上滑液包　182
膝蓋上嚢　182
膝窩動脈　194
膝窩部　188, 192
膝関節水腫　183
膝関節内注入　182
膝関節包　182
膝内側部痛の原因　185
視認加工　12
斜角筋間ブロック　66
視野深度　5
尺骨神経　93
尺骨神経ブロック　93
周波数　3, 4
手関節アプローチ　90, 96
手根管症候群　92
出血　23
上関節突起　107
上後腸骨棘　136, 177
上肢の筋力低下　43
上神経幹　69
上前腸骨棘　151, 159
焦点　6
小殿筋　176
上殿神経　176
小伏在静脈　205
上肋横突靱帯　110, 114
上腕アプローチ　84, 89, 94
神経血管鞘　102
神経根ブロック　53
神経刺激装置　16, 82, 87, 92, 97
神経周膜　22, 53
神経障害　22
神経上膜　22, 53
深頸神経叢ブロック　50
神経束　53
神経損傷　22
神経毒性　22
神経内注入　22
神経内膜　22, 53
神経ブロックに必要な物品　14
心毒性　21
深腓骨神経　202
深腓骨神経ブロック　202

す

スネルの法則　4

せ

整合層　10
星状神経節　42
星状神経節ブロック　42
正中神経　88
正中神経ブロック　88
正中仙骨稜　139
脊髄神経　114
脊柱起立筋　130, 132
石灰沈着性腱板炎　74, 78
仙棘靱帯　143
前脛骨動脈　202
浅頸神経叢ブロック　50
仙結節靱帯　143
仙骨孔　139
仙骨神経根　139
穿刺前超音波画像評価　18
前斜角筋　66
前足根幹症候群　202
仙腸関節　135
仙腸関節ブロック　135
前頭神経　26
前頭神経ブロック　26
浅腓骨神経　199
浅腓骨神経ブロック　199
前腕アプローチ　84, 90, 95

そ

総腓骨神経　171, 188
総腓骨神経ブロック　188
足根幹症候群　196
足底腱膜炎　196
足背動脈　202
鼠径溝　165, 168
鼠径靱帯　159, 160

た

体位　18
大後頭神経　36
大坐骨孔　177
大腿筋膜張筋　176
大腿骨頸部　151
大腿骨骨頭　151
大腿骨外果　190
大腿神経　155, 164
大腿神経ブロック　155
大腿二頭筋　189
大転子　176, 177
ダイナミックレンジ　6
大腰筋　130, 132

ち

肘窩アプローチ　84, 90
中斜角筋　66
中枢神経毒性　21
中殿筋　176
肘部アプローチ　95
肘部管症候群　97
超音波　3
超音波診断装置　2
超音波診断装置の構成　2
超音波診断装置の描出設定　4
超音波の発生　3
腸骨稜　144

つ

椎間関節　106
椎間関節ブロック　60, 106
椎弓板　116
通過　3

て

デプス　5
殿下部アプローチ　172
テンダーポイント　210
殿部アプローチ　174

と

橈骨神経　83
橈骨神経損傷　87
橈骨神経ブロック　83
頭長筋　52
頭長筋内注入　52
トリガーポイント　210
トリガーポイント注射　210
鈍針　11

な

内陰部動静脈　143
内側腓腹皮神経　205
内転筋管　164
内肋間筋　102
内肋間膜　110

は

波長　3
針強調描出機能　8
パルス間隔　3
パルス繰返し周波数　3
パルス波　3, 6
パルス幅　3

反回神経麻痺 43
反射 3

ビーム走査方式 10
腓骨頭 190
腓腹神経 205
腓腹神経ブロック 205

伏在神経 164
伏在神経ブロック 164
副作用 21
腹直筋 124
腹直筋鞘 124, 126
腹直筋鞘ブロック 124
プリセット 7
ブレスキャン 18
プローブ 10
プローブの構造 10
プローブの操作法 19
ブロック針 11, 13
ブロック針の操作 19
分解能 4
　距離分解能 4
　方位分解能 4

平行法 19
閉鎖神経 167
閉鎖神経ブロック 167
壁側胸膜 104, 110
変形性肩関節症 69
変形性股関節症 150
変形性膝関節症 183

ほ

方位分解能 4
縫工筋 151

傍脊椎腔 110
傍脊椎神経ブロック 110

ま

マルチビーム機能 8

腰神経叢 130, 155
腰神経叢ブロック 130
腰方形筋 130, 132

梨状筋 144, 176
梨状筋症候群 176
梨状筋ブロック 176
リニア走査 10

れ

連続波 3

肋下神経 102
肋間筋 111
肋間神経 102
肋間神経ブロック 102
肋間動脈 104
肋骨角 103

わ

鷲手 97
腕神経叢 66, 69, 79, 83, 88, 93, 98
腕神経叢ブロック 66
腕神経叢麻痺 43

痛み治療のための超音波ガイド下神経ブロック実践テキスト

2017年7月20日　第1刷発行	編集者　齊藤洋司，奥田泰久
2021年2月20日　第2刷発行	発行者　小立健太
	発行所　株式会社 南江堂
	〒113-8410 東京都文京区本郷三丁目42番6号
	☎(出版)03-3811-7236（営業)03-3811-7239
	ホームページ https://www.nankodo.co.jp/
	印刷・製本　三報社印刷
	装丁　渡邊真介

Ultrasound-guided Nerve Blocks for Pain Control
© Nankodo Co., Ltd., 2017

定価はカバーに表示してあります．　　　　　　　　　　　　Printed and Bound in Japan
落丁・乱丁の場合はお取り替えいたします．　　　　　　　　ISBN978-4-524-26151-2
ご意見・お問い合わせはホームページまでお寄せください．

本書の無断複写を禁じます．
[JCOPY] 〈出版者著作権管理機構 委託出版物〉

本書の無断複写は，著作権法上での例外を除き，禁じられています．複写される場合は，そのつど事前に，出版者著作権管理機構(TEL 03-5244-5088，FAX 03-5244-5089，e-mail: info@jcopy.or.jp)の許諾を得てください．

本書をスキャン，デジタルデータ化するなどの複製を無許諾で行う行為は，著作権法上での限られた例外（「私的使用のための複製」など）を除き禁じられています．大学，病院，企業などにおいて，内部的に業務上使用する目的で上記の行為を行うことは私的使用には該当せず違法です．また私的使用のためであっても，代行業者等の第三者に依頼して上記の行為を行うことは違法です．

〈関連図書のご案内〉　　　　　　　　　　　　　　＊詳細は弊社ホームページをご覧下さい《www.nankodo.co.jp》

イラストでマスター！ 超音波ガイド下神経ブロックのための局所解剖
小川節郎　監訳　　　　　　　　　　　　　　　　B5変型判・140頁　定価4,950円（本体4,500円＋税10％）　2014.10.

メカニズムから読み解く 痛みの臨床テキスト
小川節郎　編　　　　　　　　　　　　　　　　　B5判・262頁　定価6,600円（本体6,000円＋税10％）　2015.3.

この1冊でわかる！ 麻酔科・ペインクリニック実践ハンドブック
濱口眞輔　著　　　　　　　　　　　　　　　　　B6判・314頁　定価3,630円（本体3,300円＋税10％）　2018.3.

緩和ケアの基本66とアドバンス44 学生・研修医・これから学ぶあなたのために
木澤義之・齊藤洋司・丹波嘉一郎　編　　　　　　B5判・252頁　定価4,400円（本体4,000円＋税10％）　2015.6.

すぐに使える痛みの漢方診療ハンドブック 現代に合わせた本格的な漢方薬の応用－病態と漢方薬の特性を捉える
世良田和幸・平田道彦・中西美保　著　　　　　　A5判・192頁　定価3,850円（本体3,500円＋税10％）　2019.7.

運動器慢性痛治療薬の選択と使用法
山下敏彦・牛田享宏　編　　　　　　　　　　　　A5判・242頁　定価4,180円（本体3,800円＋税10％）　2015.10.

ナニコレ？ 痛み×構造構成主義 痛みの原理と治療を哲学の力で解き明かす
阿部泰之　著　　　　　　　　　　　　　　　　　A5判・160頁　定価3,080円（本体2,800円＋税10％）　2016.6.

痛みの考えかた しくみ・何を・どう効かす
丸山一男　著　　　　　　　　　　　　　　　　　A5判・366頁　定価3,520円（本体3,200円＋税10％）　2014.5.

周術期輸液の考えかた 何を・どれだけ・どの速さ
丸山一男　著　　　　　　　　　　　　　　　　　A5判・198頁　定価3,850円（本体3,500円＋税10％）　2005.2.

スキルアップ がん症状緩和
有賀悦子　著　　　　　　　　　　　　　　　　　A5判・208頁　定価3,080円（本体2,800円＋税10％）　2018.6.

苦い経験から学ぶ!! 緩和医療ピットフォールファイル
森田達也・濱口恵子　編　　　　　　　　　　　　B5判・238頁　定価3,850円（本体3,500円＋税10％）　2017.6.

エビデンスで解決！ 緩和医療ケースファイル
森田達也・木澤義之・新城拓也　編　　　　　　　B5判・196頁　定価3,740円（本体3,400円＋税10％）　2011.10.

続・エビデンスで解決！ 緩和医療ケースファイル
森田達也・木澤義之・新城拓也　編　　　　　　　B5判・220頁　定価3,850円（本体3,500円＋税10％）　2016.2.

ここが知りたかった緩和ケア（改訂第2版）
余宮きのみ　著　　　　　　　　　　　　　　　　A5判・324頁　定価3,190円（本体2,900円＋税10％）　2019.6.

よい質問から広がる緩和ケア
余宮きのみ　著　　　　　　　　　　　　　　　　A5判・246頁　定価3,300円（本体3,000円＋税10％）　2017.2.

緩和ケアゴールデンハンドブック（改訂第2版）
堀夏樹　編著　　　　　　　　　　　　　　　　　新書判・262頁　定価3,520円（本体3,200円＋税10％）　2015.6.

経食道心エコー法マニュアル［Web動画付］（改訂第5版）
渡橋和政　著　　　　　　　　　　　　　　　　　B5判・356頁　定価16,500円（本体15,000円＋税10％）　2019.10.

実戦TEE（経食道心エコー法）トレーニング 動画で学ぶ術中戦略（DVD付）
渡橋和政　著　　　　　　　　　　　　　　　　　B5判・316頁　定価14,300円（本体13,000円＋税10％）　2016.9.

ポケットチューター 体表からわかる人体解剖学
大川淳・秋田恵一　監訳　　　　　　　　　　　　新書判・286頁　定価2,970円（本体2,700円＋税10％）　2014.4.

定価は消費税率の変更によって変動いたします．消費税は別途加算されます．